子どものトラウマ

アセスメント・診断・治療

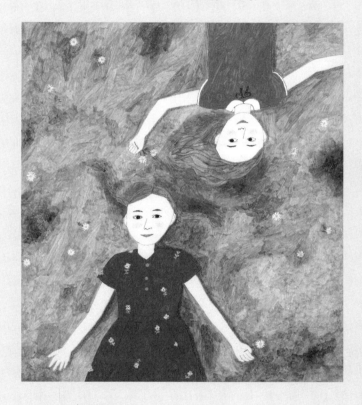

責任編集 | 笠原麻里
日本トラウマティック・ストレス学会編集委員会

金剛出版

序　文

　日本トラウマティック・ストレス学会（略称 JSTSS：Japanese Society for Traumatic Stress Studies）は 2002 年 3 月に設立した。翌 2003 年春，学会誌として「トラウマティック・ストレス」が創刊され，2004 年以降は年 2 回の発行を続けてきている。本誌には，原著や総説および毎年の大会における講演の記録のみならず，2005 年からは特集という形で，その時期にトラウマの精神保健や活動にかかわる専門家として注目すべき重要なテーマに関する原稿を多数掲載してきた。その執筆陣は各分野の専門家であり，いずれも内容の濃い論述ばかりである。

　このような貴重な原稿であるにもかかわらず，学会誌という位置づけからも必ずしも広く読者の目に触れたとは言い難く，さらに専門家であっても，時がたつとバックナンバーまでひも解く機会は少ないものではないかと思われる。実際に，論文を書く際などに文献検索してヒットすれば読むことにもなるが，普段の関心ごととしての学びには過去の論文への通読はなかなか及ばないものであろう。トラウマティック・ストレス編集委員会では，これまで寄せられてきた珠玉の原稿を，より多くの読者に届けるべきではないかと考えるに至り，出版社との検討を重ね，いくつかのテーマを挙げて単行本に集約して，改めて世に送り出すこととなった。

　その第一弾が，この「子どものトラウマ──アセスメント・診断・治療」である。原稿はすべて学会誌トラウマティック・ストレスの特集に初出があり，本書の主旨について各執筆者に快諾していただき掲載に至った。内容は，ほぼ初出原稿に同じであるが，本書への掲載にあたり，執筆者の判断によって表記や内容を現在に合わせて書き直されたものもある。当然のことながら，トラウマティック・ストレス誌には，本書に掲載されたもの以外にも子どものトラウ

マに関する重要な論文は多数掲載されており，そのすべてを網羅したかったのだが，紙面の都合などから 12 編に絞らせていただくこととなったことを，読者へのおわびとともに申し添える。

　なお，用語の選択についてであるが，本書ではあえて統一化せず，各執筆者の記載どおりとした。たとえば "〜障害" と "〜症"，"アタッチメント" と "愛着" という語彙はいずれも執筆者の選択どおりとしたために，各章によって異なっている点をご理解いただきたい。これは，2014 年 6 月発刊の DSM-5 精神疾患の診断・統計マニュアル（医学書院）に記されている病名・用語の邦訳に関する考え方に基づくと現在は両者併記とされているものが多いこと，さらに，本書では "発達性トラウマ障害（Developmental Trauma Disorder)" など DSM-5 には診断基準として載らなかった概念についても論じられる（第 5 章）ことや，"脱愛着（detachment)" などカタカナ表記は必ずしも慣習的ではない用語も含まれていることから，現在のところ統一する段階にはないと判断したものである。

　以下に，本書の概要について述べさせていただく。まず，第 I 部は，アセスメントと診断に関する 4 編である。第 1 章「子どもの外傷後ストレス障害（PTSD）—その歴史と概念の変遷—」は，廣常秀人先生を筆頭に，他 8 名にも及ぶ専門家によって執筆されたものであり，子どもの PTSD に関する概念，疫学，経過，予後に関する重要事項が網羅された総説に値する論文である。これは，2005 年 9 月発行の号に初出されたものであるので，共同執筆者のうち現在 JSTSS 学会理事である大澤智子先生，加藤寛先生にもご相談し，本書掲載にあたり，副題に "臨床研究の黎明から 2005 年まで" を加筆させていただいた。子どものトラウマに関する歴史的変遷は，その病態理解を深めるためにもきわめて重要であり，本論文には子どもの PTSD に関する DSM- IV までの考え方が導かれた経緯について，必要かつ十分にまとめられている。第 2 章「子どものトラウマとアセスメント」は，我が国の子どものトラウマ治療をリードし続けて下さっている亀岡智美先生による 2013 年に初出の論文である。"子どものアセスメントの際に留意すべき要素" として具体的な留意点が示されるばかりでなく，後半には臨床家としての心得が述べられており，子どものトラウマ臨床に携わる者は必読すべきである。第 3 章は，荒木（斉藤）陽子先生らによる単回性外傷体験を主とした評価・診断についての論文である。本稿には，

子どものPTSDに関する評価尺度として，全般的診断，構造化面接，自記式質問，トラウマ関連スケール，養育者が報告するものについて，それぞれ適用年齢，特徴，所要時間などの詳細な情報をまとめた表が紹介されており，評価尺度の理解とともに実際の臨床や研究に役立つものとなっている。第4章は，子どものトラウマ反応を身体症状からとらえた舟橋敬一先生の論文である。舟橋先生は一般小児科臨床に携わってこられた経験も豊富であり，その視点から，トラウマ反応としての身体症状と，身体の治療におけるトラウマ体験という両面における子どもの体の症状とこころの状態を捉えること，加えて発達段階や神経生物学的基盤を考慮した評価の重要性について示唆されている。

第Ⅱ部には，アタッチメントとトラウマ治療に関する重要な観点に言及された論文が6編収められた。第5章「発達精神病理学からみたトラウマとアタッチメント」は，児童精神科医として長く臨床に携わり，特に母子関係への洞察に深い山下洋先生が2016年に初出された。我が国の不適切養育（虐待を含む）の問題からひも解かれ，やや誤解されやすいアタッチメント障害についてわかりやすく説明されたのちに，発達性トラウマ障害という概念の説明と治療への発展について解説されている。虐待やネグレクトなど，アタッチメント対象との間で深い傷つきを負う体験を重ねてきた子どもの困難について考える際，発達病理学の視点は極めて重要である。第6章では，虐待をする親への働きかけを丁寧かつ意欲的に実践されてきている森田展彰先生による，被害体験を持つ虐待的な親への援助に関する貴重な論文である。森田先生の取り組みは，親支援の中でも，親自身がもともと虐待やDVの被害者でもあり，加害者になるという視点を軸に置かれてぶれない。臨床家や支援者にとって難しさを感じやすい親への介入について，アタッチメント理論に基づくノウハウを学ぶことができる。第7章は，わが国の虐待臨床を，臨床・研究の両面から常にけん引してくださっている西澤哲先生による「子どものアタッチメントとトラウマに焦点を当てた心理療法」である。虐待やネグレクトを受け，養育者との関係形成に困難を抱える子ども5例への介入の分析から，ポスト・トラウマティックプレイや自己物語などトラウマ治療における特徴的な所見についても解説されている。また，2006年の初出には，愛着と記されていた部分を，今回アタッチメントと表記し直して寄稿されたことは，その軽妙な語り口に潜むことばへの厳密なこだわりをお持ちの西澤先生の，後進の者への教えとして拝受した。第8

章では，乳幼児期の解離やストレス反応について，神経生物学的視点から，紀平省吾先生が論じて下さった。アタッチメント理論の創始者である Bowlby のいうところの脱愛着（detachment）について，アタッチメントの機能不全の生じる仕組みとして，神経内分泌的発達過程や過覚醒および解離の生理学的・神経学的メカニズムに照らしてひも解く。第9章は子どもの性問題行動に関する浅野恭子先生，野坂祐子先生の論文である。両先生は，子どもの性問題行動の背景要因としての性的虐待を含む被虐待体験やネグレクトなど養育環境の問題があることに気づかれており，そこにはアタッチメントにまつわる子どもの逆境的体験があることに言及されている。本稿では，これまでの豊富な臨床経験に基づく事例を提示され，その考察から支援の勘どころについて示唆されている。子どもの性に関する問題行動は明らかにされにくいものであるが，気づくことから支援は始まるのである。第10章では，子どもの自伝的記憶の成長における意義について，森茂起先生が説いてくださった。自伝的記憶については，概念もやや複雑で，トラウマと結びつくと議論は拡散しがちなのだが，森先生は大変わかりやすく教示してくださった。さらに，自伝的記憶への愛着の及ぼす役割に言及され，社会的養護の下で育てられている子どもたちにとって，自伝的記憶を取り扱うことの重要性を示唆されている。

　第Ⅲ部にはトラウマに関連する諸問題として，素行の問題と自殺についての論文を取り上げた。第11章は，今や児童精神科臨床を実践・研究の両面から支えるベテラン児童精神科医である宇佐美政英先生が，10年ほど前に書かれた素行障害に関するまとめである。素行障害つまり非行という現象は，実はADHD や子ども時代の逆境体験との関連が深く，子どものトラウマティック・ストレスとは切り離せない問題なのである。若かりし宇佐美先生の視点で書かれた本章は，素行障害および子どものトラウマに関するまとめにもなっており，これから子どものトラウマを学ぶ方にとっては，この章から読むこともお勧めである。第12章には，子どもの自殺行動に関する小生の考察を載せさせていただいた。2007年初出の拙稿であったので，死亡統計に関しては2017年のデータに差し替えたが，データを差し替えても考察には根本的には変わりがないほど，わが国の子どもの自殺対策は遅れている。自殺行動自体がトラウマでありストレスと強く関連しているが，特に発達途上である子どもにおいては死の概念も発達するものであるという視点を持ちながら判断・対応する必要があるこ

とについて述べさせていただいた。

　以上のようなラインアップで本書はなりたっている。過去の論文集とはいえ，現在にもその議論は続く内容ばかりであり，これからトラウマ臨床を学ぶ方にはもちろんのこと，現在子どものトラウマに関わる専門家に知っておいていただきたい論点が並んでいる。もう1篇，今回掲載できなかった貴重な論文をここにご紹介する。長尾圭造先生らによる「腸管出血性病原性大腸菌 O157集団発症による PTSD の長期観察例—PTSD 症状とその他の症状の変遷—」トラウマティック・ストレス Vol.3 No2 55-26（2005）である。1996 年に大阪府堺市の小学生を中心に起こった集団感染に関する 9 年間に及ぶ観察研究であり，精力的かつ敏感で細部にわたる観察は，子どもに真摯に向き合ってこられた長尾先生のお姿そのものであり我々は学ぶところが大きい。大変残念なことであるが，2018 年 11 月 26 日にご逝去された。ここにご冥福をお祈りする。

　トラウマティック・ストレス誌の編集委員の一人として，2006 年より編集作業に携わらせていただいてきた私が，今回，責任編集としての役割を担わせていただいたことは，とても大きな学びとなった。この場をお借りして，このような貴重な機会を与えていただいたトラウマティック・ストレス編集長金吉晴先生ならびに編集委員の先生方へ感謝を申し上げる。最後に，多大な労力を惜しまず，至らぬ小生に根気強くお付き合いくださった金剛出版の弓手正樹さんには特別にお礼を申し上げます。

　多くの方々に本書が届くことを願って

2019 年 4 月

笠原麻里

目　次

序文 …………………………………………………………… 笠原麻里… 3

第Ⅰ部　アセスメントと診断

第1章　子どもの外傷後ストレス障害（PTSD）
　　　　―その歴史と概念の変遷：臨床研究の黎明から 2005 年まで―
　　　　………………………………………………… 廣常秀人… 13
第2章　子どものトラウマとアセスメント　……………… 亀岡智美… 33
第3章　子どもの心的外傷反応の評価・診断
　　　　―主に単回性外傷体験の評価について― ……… 荒木陽子… 45
第4章　子どものトラウマ反応
　　　　―身体症状を中心として― ……………………… 舟橋敬一　65

第Ⅱ部　アタッチメントの観点を治療につなぐ

第5章　発達精神病理学からみたトラウマとアタッチメント
　　　　………………………………………………………… 山下　洋… 81
第6章　被害体験を持つ虐待的な親への介入・援助
　　　　―アタッチメントの観点を中心に― …………… 森田展彰… 97
第7章　子どものアタッチメントとトラウマに
　　　　焦点を当てた心理療法　………………………… 西澤　哲…113
第8章　トラウマと脱愛着
　　　　―発達神経学的観点からみた乳幼児の解離― … 紀平省悟…129
第9章　子どもの性問題行動の理解と支援―アタッチメントと
　　　　トラウマの観点から― ……………… 浅野恭子・野坂祐子…145
第10章　児童養護施設における子どもたちの自伝的記憶
　　　　―トラウマと愛着の観点から― ………………… 森　茂起…159

第Ⅲ部　子どものトラウマの諸問題

第 11 章　トラウマと素行障害 ……………………………… 宇佐美政英…177

第 12 章　精神発達の視点から見た子どもの自殺行動 … 笠原　麻里…195

初出一覧………………………………………………………… 208

責任編集者紹介・執筆者一覧 ………………………………… 209

第Ⅰ部
アセスメントと診断

$\mathcal{P}$ **1** $\mathcal{P}$

子どもの外傷後ストレス障害（PTSD）
―その歴史と概念の変遷：臨床研究の黎明から 2005 年まで―

廣常秀人

はじめに

　何らかの心因を契機として何らかの精神的変調をきたすという議論は，精神医学・臨床心理学にあって古くからの大きなテーマの一つである。一方，トラウマとなる事象を診断基準の上に措定し，一定の記述的症状を認めるものを外傷後ストレス障害（PTSD）とした診断概念の歴史は新しい。子どもの PTSD が実証的研究の対象となったのはここ 20 年余とさらに新しい。さまざまなトラウマに対して再体験・侵入症状，回避・麻痺症状，過覚醒症状という 3 つの中核症状が共通して認められることについては合意が得られているが，何をもって外傷的出来事とするのかについて（基準 A 問題）は，PTSD という診断基準が定義されたときから常に議論の的となり続けてきた。子どもの場合，「発達」という問題が加わり PTSD の概念が一層複雑なものとなる。日本での「子どもの PTSD」に関する総説[34, 52]はまだ多くはなく，諸研究から得られた知見に関する現況を報告することは意義あることと考え，子どもの PTSD の研究史と診断概念を中心に紹介する。

子どもの PTSD 研究の歴史

1. 研究前の時代

　Pynoos[48]によれば，子どものトラウマ反応について歴史（少なくとも西欧史）上，初めて文字で確認できるのは，ポンペイに住んでいた当時 18 歳，大プリニウスの甥でもあり養子でもあった小プリニウスが西暦 79 年のヴェスヴィオ

ス火山噴火の体験を綴った手紙であるという。冒頭の引用は，叔父との最後の会話と亡骸との再会を綴った箇所だが，その数章後（p239-244）[45]には，噴火による自身の避難，降り積もる火山灰，逃げまどう民衆の姿をタキトゥス宛に書き記している。子ども時代に受けたトラウマは古くから芸術，文学，そして映画の題材とされてきた。しかしながら，子ども時代に受けたトラウマが成人と同様もしくはより重大な影響を及ぼすことが真剣に語られ始めたのはこの20年余りのことであり，それまで子どものストレス反応は期間が短く，適応的なものであると考えられることが多かった[15, 64]。その背景には，以下[64]のような大人の期待が込められた「神話」が長年にわたってあったからであると言われる。

* 子どもは，周りで何が起こっているか理解できるにはあまりに幼い。幼いので影響は受けない。
* 小さな子どもは出来事を忘れる。
* 子どもは自然な回復力と，若さゆえの柔軟性を有し，衝撃を吸収し適応し，悪い結果を残さない。
* もしも短命に至るような影響があったとしたならば，それはその子のもともとの素因によるものである。
* もしも短期に観察可能な反応が見られないならば，災害がストレスや不適応的な要因を有していなかったのであり，災害は長期にわたって問題となるような痕跡を子どもに与えない。
* 子どもが災害の現場にいなければ，影響を受けない。

　事実，トラウマを受けた子どものトラウマ症状に対して，親や教師の評価は子ども自身の評価よりも低く見積もられることが古くから言われていた[2]。

2. 精神分析的研究の時代

　Freud S（ここで，Freud Sのかの性的誘惑説に関する議論は省略する）は，最晩年の著書である『モーゼと一神教』の中で心的外傷が神経症発症に及ぼす影響について言及しており，「心的外傷の作用には積極的（positive effects）と消極的（negative effects）の2種類がある」[25]としている。積極的作用は

固着および反復強迫であり，消極的作用は回避，制止，恐怖症の防衛反応であるとした。乳幼児の separation, deprivation に関する研究は Bowlby[8, 9]，Spits ら[54] からなる研究があったものの，Terr[61] によれば，精神分析的研究における小児の直接的観察と成人の後方視的な小児期の想起に基づく 1940 年代の研究における 2 つの潮流が生まれるまで，児童期のトラウマについてあまり知られることはなかった。前者は，Levy[37] の小児期の外科手術に対する反応が第二次世界大戦兵士の反応に類似しているという研究である。これは小児病棟におけるその後の人道的ケアへ影響を与えたものの，児童期トラウマの精神医学的研究を展開させるものにはならなかった。後者は，早期の外傷性記憶の回復は患者の回復をサポートするというケース研究[7, 30] であるが，成人の児童期トラウマの再構築に関する研究やトラウマを受けた児童の精神分析的な直接観察研究には結びつかなかった。他には，Freud A のハムステッドにおけるロンドン大火からの疎開児童とドイツ収容所の子どもの研究[23, 24] があげられるが，そこで注目されたのは子どものトラウマそのものよりも，親子の関係性や親の喪失についてであった。

　1940 年代後半の研究は，「ナーバスな母親がナーバスな子どもを創りだし，穏やかな親は穏やかな子どもを創る」という，病因や回復要因を親に求める報告[12, 13] が主流であり，養育者が脅威的環境の中でも落ち着いていれば子どもは傷つかないと信じられる根拠となった（この点については，近年別の角度から子どものトラウマからの回復力において重要な事項として指摘されている）。

3. 1950 ～ 1970 年の研究

　1950 年代中頃，ミシシッピ州の竜巻災害（1653）の被災就学児童に関する研究[13] も，研究デザインそのものが不安の強い親が不安の強い子を生み出すというもので，面接も被災児の親に対してのみであった。しかしながら，大きな児童集団の単回性トラウマについての研究の緒となった点で重要な研究とされる。竜巻災害から 2 週後に児童精神科医が 2 名現地に入り，質問用紙を用いて調査を行った。"竜巻ごっこ" をする子どもの観察の記述も見られる。1960 年代は，ストレス，コーピング研究者による児童研究が行われた。子どもの心的防御機能について注目したのはよかったものの，外傷性ストレスについて扱われることはなかった。

4. 1970年代以降の研究

1970年代に入ってLaceyは，炭鉱災害で破壊された学校の就学児童の追跡研究を行い，5年後に診察に訪れた56名の児童について詳細な症状記述を行った[36]。1972年に起こったバッファロークリーク災害は，災害精神医学の先駆になるといえる重要な災害でもある[28]。鉱滓ダム決壊によって被害を被った住民が精神的被害をも含めた訴訟を起こし，その中に226名の子どもが含まれていた。Newman[40]は，バッファロークリークの12歳以下の11名の子どもの災害後早期についていち早く記述した。この論文には，災害の影響を受けた子どもの描画も何枚か記載されている。原告となった住民の子どもたちを17年間追跡調査した研究もあり，災害直後に後方視的に見て32%の割合で見られたPTSDが，17年後には7%（すべて女性）[29]に見られた。

現在の子どものトラウマ研究に大きな影響を与えたのは，TerrによるChowchillaで起こった3人の誘拐犯からなるスクールバス誘拐事件の被害にあった26名の児童研究[59]である。11時間バンに詰め込まれ運ばれた後，トレーラーに乗せ変えられ，トレーラーごと地中に埋めて監禁され，約16時間後に自力で脱出した26名の児童全員に強い心的外傷を認め，4年後[60]にも強い影響を及ぼし続けることを25名の対照群を設け示した研究である。この発表は，当初多くの研究者に子どもへのトラウマの影響があまりに多大であることに困惑と衝撃を与えた[21]。

その後，1983年からカンボジア難民の子どもを12年間，4回にわたって調査を行った研究[49]，1名の児童が殺され，1名の職員と13名の児童が負傷した小学校校庭での乱射事件（1984）から14カ月後までに3回の調査を行った研究[39,46]，小児癌を中心とした，大人から見れば善意の行為であっても子どもには脅威となりうる小児医療に関するPTSDの研究[41,56]などとさまざまな外傷的出来事を受けた子どもを対象にした研究へと広がっていった。

5. 神経生物学的研究

この10年余，子どものPTSDに関する研究においても，生物学的研究が急速に進展している[44]。PTSDの神経生理学的素因の理解はもうそこまで来ていると述べるものもある[31]。幼少期のトラウマ（ただし幼少であるほど，あるいは動物モデルにおいて，トラウマティック・ストレスとストレスを峻別し，

定義することはまだ非常に困難であろうが）は，神経内分泌，免疫学的制御，脳神経解剖に影響を及ぼすとされる[31]。モデルとなる理論は，主にストレス反応を調節する神経生理学的および神経解剖学的システムの調節不全に拠るもので，洗練されつつある。とはいえ，成人に比べてまだまだ遅れがあるのは否めない。

　2000年代に入り，虐待の既往のある成人女性を対象とした研究に，PTSDの子どもを対象とした研究が加わってきた。ただし，虐待を中心とした反復性のトラウマを受けた子どもを対象としたものが圧倒的である。血中もしくは唾液のコルチゾールを測定したものや，海馬や扁桃体を中心とする画像研究が多い。詳細は紙幅の都合もあり，別の機会に譲るが，結論は種々であり一定した結果は得られていない。De Bellis ら[16, 17]や，Teicher ら[57, 58]が，子どものPTSDや小児期のストレスおよびトラウマに関する神経生物学的研究に関して幅広く総説をまとめている。

6. DSM と子どものPTSD

　DSM-Ⅲ（1980）で初めてPTSDの診断名が記載されたが，ベトナム帰還兵とレイプ・シンドロームに基づいて定義されたため，子どもに対する基準は設けられなかった。これは，子どもにおけるこの種のストレス障害は，極度の外傷的体験によって生じたのではない他の情緒障害と本質的な差異はないという意見[26]があった一方で，子どものトラウマ反応がようやく認知されつつあった当時，多くの子どものトラウマ専門家に戸惑いをもたらした。第137回米国精神医学会で子どものPTSDに関するシンポジウムが1984年に聞かれ，翌年それをまとめた初の子どもに限定したPTSDのモノグラフ[21]が出版された。

　これらを受けて，DSM-Ⅲ-R（1987）でPTSDの診断基準に子どもに見られる症状が初めて併記された。子どものPTSDの診断基準が記載されたことによって，子どものPTSDの評価を行うための妥当性と信頼性が備わった尺度（構造化面接法や自記式質問紙）の開発がますます求められるようになった（次項参照）。さらに診断・評価尺度の標準化とともに，PTSDの範囲を越えたトラウマ反応に関する研究，すなわち併存症（comorbidity），人格形成や道徳性などを含めた長期的発達へ及ぼす影響，虐待などの反復的・連続的なトラウマの与える影響，複数のトラウマ体験間の相互作用，トラウマと悲嘆の関連性[39, 55]

などの研究へと領域が拡大していった。

子どもの PTSD の診断概念

1. DSM- Ⅳ（-TR）

　そして，DSM- Ⅳ（1997），DSM- Ⅳ -TR（2000）の PTSD 診断基準改訂においても子どもに関する記載がなされた（詳細は DSM- Ⅳ -TR[3] の診断基準を参照されたい）。DSM- Ⅲ -R と大きく変更されたのは，外傷性ストレッサーの定義（基準A）である。外傷的出来事が非日常的で特別なものばかりではなく，日常に蔓延しうるものと認めたのである。子どもについての記載がなされているとは言え，外傷的出来事を規定する診断基準 A と，再体験・侵入症状の基準 B についてのみであり，残りの基準 C（回避・麻痺症状），基準 D（過覚醒症状）については具体的な症状は述べられておらず，子どもに関して十分に記述された診断基準とはまだ言い難い。

2. 子どもにおける基準 A 問題

　基準 A に関して，生命の脅威となるような出来事の犠牲となるかもしくは目撃するという単回性の出来事については具体的に例示しやすいが，子どもにとって慢性的，持続的な「逆境」について明示することは難しい。例えば，慢性的な身体的もしくは性的虐待は外傷性ストレッサーになる可能性はあるが，その発現様式が必ずしも PTSD の病像を呈するとは限らない。都市部の貧困層で見られる暴力的環境，テロの頻発する国家，内紛の絶えない国家，難民といった環境は，一般に「外傷的」と言えようが，主に「予測不能で突然性が高く単回性」のトラウマに対して重心が置かれている現在の PTSD の診断基準に十分に沿った条件とは言い難い[1]。さらに，DSM- Ⅳで加わった主観的恐怖，戦慄に関する定義については，子どもの場合，発達の問題が加わりより一層複雑なものとなる。子どもの PTSD は，親のトラウマに対する反応が大きく影響すると言われるが，それは，子どもは幼いほどに，外傷的出来事の危険性や意味について理解できないことがありうるからである[1]。子どもが成長し，特有の対人観，世界観，意味体系を創り上げていくどの過程で，どのように意味付けられる出来事を体験し，子どもが取り入れて行く源となる周囲の大人から

第 1 章　子どもの外傷後ストレス障害（PTSD）　　19

どのような意味付けが与えられるのかによって，トラウマとなるか否かが問われるところとなる。また近年の発達神経学の発達に伴い，さらに子どもにおけるトラウマが今後より緻密に定義されることが期待される。

3．乳幼児期の PTSD

　Sheeringa ら [50] は，乳幼児期（4 歳未満）について DSM- Ⅳに拠りつつ，発達的観点を視野に入れた診断基準を提案している。基準 A は，子どもが外傷的出来事を体験したことのみを求めており，DSM- Ⅳにある外傷的出来事の際の強い恐怖を必ずしも求めていない。彼らは DSM- Ⅳが求める 18 項目中 8 項目が自身の体験や内的状態を表現するために言語的記述が必要であることを指摘し，乳幼児の認知力や表出性言語能力ではその思考や感情を推測することは困難であることを述べている。**表 1** は上記を参考につくられたと思われる米国の National Center for Infants, Toddlers, and Families が提唱する 0〜3 歳児の PTSD 診断基準である [65]。DSM- Ⅳの基準 B，C，D に相応する症状に加えて，特に恐怖や攻撃性を中心とした，外傷的出来事以前には見られなかった症状を加えている。「すでに獲得された発達的スキルの一時的喪失（退行）」が加えられている（この症状は現時点で回避症状のクラスターに含まれる）こととともに子どもに特徴的な発達課題を考慮した点が特徴である。これらの症状が 1 カ月以上続くことを求めるのは DSM- Ⅳと同じであり，何らかの機能的障害を特に求めていないのは DSM- Ⅳの基準 F と異なるところである。近年 Sheeringa ら [51] は，さらに研究を進め DSM- Ⅳに沿った就学前の子ども用の PTSD 診断基準を提案している（**表 2**）。

4．子どもの PTSD の主な特徴

　以上のように，乳幼児期のみならず児童青年期全般の PTSD もまた成人と同様，再体験・侵入症状，回避・麻痺症状，過覚醒症状の 3 つの中核症状を基本とする。思春期になるに従って，より成人の PTSD に準ずるようになる。子どもにとって回避や情動麻痺がトラウマに対し極めて有効である場合，子どもがトラウマに影響を受けていないかのように見え，再体験症状が隠され [1]，PTSD と診断されないことがある。また，麻痺症状に深く関連するのが，解離症状である。解離とトラウマの関連については多くの合意が得られてきており，

表1　乳幼児（0〜3歳）のPTSD診断基準（文献[65]から引用）

○ある1つの出来事，あるいは関連しあった一連の外傷的出来事，または慢性永続性のストレスを経験してきた子どもに見られる症状の連続体

○実際の死や死の脅威，自分や他人への重篤な傷害，あるいは自分や他人の心理的身体的健全さへの脅威を，子どもが直接経験したり，目撃したり，直面していること

○外傷的な出来事としては，突然で予期せぬ出来事（地震，テロによる攻撃，動物に襲われる），一連の関連した出来事（繰り返される空襲），あるいは慢性的永続的な状況（慢性的な身体的虐待，性的虐待）などがある

○症状の本質は，トラウマ，子どもの人格特性，その経験を徹底操作すること，保護されており安全だという感覚に子どもがうまく対処できるような援助する養育者の能力という文脈で理解されないといけない

1. **以下の少なくとも1つによって証明される外傷的な出来事の「再体験」:**
   a. ポストトラウマティックプレイ，すなわち外傷のある側面の再演を表しているプレイは強迫的に駆り立てられ，不安の解消に失敗しており，融通が効かず，通常のプレイより飾り気や想像力に乏しい．適応的なプレイの再演のかわりに見られる
   b. プレイ外での外傷的な出来事の反復的想起．つまり，外傷的な出来事に関する言葉や質問を繰り返し，そのことによって，その出来事にとりつかれていたり，その出来事のある側面にとらわれていることが推測される
   c. 反復される悪夢．特に内容がトラウマとつきとめられ，トラウマと明確な関連がある場合
   d. 外傷を想起させるものに対する苦痛
   e. フラッシュバックあるいは解離の客観的な特徴をもったエピソード―再演のアイディアの出所について何の自覚もない状態での出来事の再演．つまり行動が子どもの意図や目的の感覚から解離している

2. **外傷的な出来事のあとに表れ，以下の内少なくとも1つによって明らかにされる反応性の「麻痺」あるいは「発達力の妨害」:**
   a. 社会からの引きこもりの増大
   b. 感情の広がりの制限
   c. すでに獲得した発達的スキルの一時的な喪失
   d. 外傷的な出来事の前の子どものプレイのパターンと比較した際のプレイの減少および制限

3. **外傷的な出来事のあとに出現する「覚醒亢進の症状」で，以下の少なくとも1つによって明らかにされる:**
   a. 夜驚――これは覚醒障害の症状で，子どもは睡眠中にパニックに陥ったような叫び声を上げ，興奮した動きをし，反応はなく，鎮められない．また，急速な呼吸，脈拍の上昇，発汗などの自律神経系の亢進のサインを示す．こういったエピソードは夜間の前半1/3の時間におこり，1〜5分持続する傾向がある．その時や翌日に，内容を突き止めることはできない
   b. 寝る時間に強く抗議したり，寝付くのに問題があることで証明される入眠困難
   c. 悪夢や夜驚とは，無関係に反復される夜間覚醒
   d. 著しい注意集中困難と集中力の減少

第1章　子どもの外傷後ストレス障害（PTSD）　21

　　e.　過度の警戒心
　　f.　過剰な驚愕反応

4.　**外傷的な「出来事以前は存在していなかった症状」**（特に恐怖や攻撃性）で，少なく
　　とも以下の1つを含む：
　　a.　仲間，大人あるいは動物に対する新たな攻撃性
　　b.　新たな分離不安
　　c.　一人でトイレに行くことの恐怖
　　d.　暗闇への恐怖
　　e.　その他の新たな恐怖
　　f.　悲観あるいは自滅的行動，操作主義（コントロールを獲得することをもくろんで），マ
　　　　ゾヒスティックな挑発性（虐待を引き起こすような行動）
　　g.　子どもの年齢にふさわしくない性的で攻撃的な行動
　　h.　身体症状，運動性の再演，皮膚の小斑，痛みあるいは特有の姿勢などを含む，心的外
　　　　傷時に経験されたその他の非言語的な反応
　　i.　その他の新たな症状

治療論を含め今後の大きな課題となっている。
　　児童期に受けたトラウマをⅠ型（単回性）とⅡ型（慢性反復性）に分類した
Terr[61,62]の考え方は，今でこそ以下のように単純に分類できるものではない
ことが指摘されるものの，子どものトラウマと解離の関連性を早くから指摘し
たものでもあり，今なお学ぶべきところは多い。彼女は子どものトラウマを，「単
回性の突然の打撃，もしくは連続的な打撃によって子どもがそれまでに持って
いた通常のコーピングや防衛機制を破綻に至らしめ，無力にさせる心的結果」
と定義し，外傷的出来事が心的トラウマとなる条件として，（1）子ども自身が
危険な状態にあることを理解しているか，もしくは何らかの戦慄的なことを目
撃していること，（2）極度の無力感を感じていること，（3）外傷的な記憶を知
覚しているか，あるいはその記憶をどこかに貯蔵していることをあげた。さら
に，Ⅰ型，Ⅱ型ともに子どものトラウマに共通する4つの特徴として，（1）反
復的な視覚化された記憶，（2）反復的行動，（3）トラウマに結びついた特定の
恐怖，（4）人生や将来に対する基本的な態度の変容をあげ，Ⅰ型トラウマの特
徴として，（1）驚くほどの詳細な記憶，（2）前兆形成（omen formation），（3）
誤認知（misperception），Ⅱ型トラウマの特徴として，（1）否認，精神的麻痺，（2）
自己催眠，解離，（3）激しい怒りと受身性，を示した。反復的もしくは持続的
な外傷性ストレッサーに曝露してきた思春期・青年期のPTSDでは，自傷行為，

表2　就学前児童用 PTSD 診断基準案
（文献[51]より訳：**太字下線部**部分は DSM-IV からの変更箇所）

A．その人（子）は，以下の2つがともに認められる外傷的な出来事に暴露されたことがある：
(1) 実際にまたは危うく死ぬまたは重傷を負うような出来事を，1度または数度，あるいは自分または他人の身体の保全に迫る危険を，その人が体験し，目撃し，または直面した。

(A [2] は，求められない。なぜならば，前言語期の子どもが外傷的出来事を体験したときの反応を語れないし，大人が子どもの反応を観察できないかもしれないからである。)

B．外傷的な出来事が，以下の1つ（またはそれ以上）の形で再体験され続けている。
(1) 出来事の反復的，侵入的想起**(必ずしも苦痛を伴わない)**で，それは心象，思考，または知覚を含む。
　　注：乳幼児の場合，外傷の主題または側面を表現する遊びを繰り返すことがある。
(2) 出来事についての反復的で苦痛な夢。
　　注：乳幼児の場合は，はっきりとした内容のない恐ろしい夢であることがある。
(3) **他覚的で行動に表出されるフラッシュバックが観察されるが，その人〈子〉はその体験の内容を言語化できない。**
(4) 外傷的出来事の1つの側面を象徴し，または類似している内的または外的きっかけに暴露された場合に生じる，強い心理的苦痛。

C．以下の**1つ**（またはそれ以上）によって示される。（外傷以前には存在していなかった）外傷と関連した刺激の持続的回避と，全般的反応性の麻痺：
(1) 外傷を想起させる活動，場所または人物を避けようとする努力。
(2) 重要な活動への関心または参加の著しい減退。
　　注：乳幼児の場合，これはおもに遊びの幅の狭まりとして観察される。
(3) 他の人から孤立している，あるいは疎遠になっているという感覚。
　　注：乳幼児の場合，これはおもに社会的ひきこもりとして観察される。
(4) 感情の範囲の縮小（例：愛の感情を持つことができない）。
(5) 以前はできていた発達上のスキルの喪失（例：トイレッティングと話しことば）。

D．（外傷前には存在していなかった）持続的な覚醒亢進症状で，以下の1つ（またはそれ以上）によって示される。
(1) 入眠，または睡眠維持の困難。
(2) いらだたしさまたは怒りの爆発，**または激しい癇癪とむずかり。**
(3) 集中困難。
(4) 過度の警戒心。
(5) 過剰な驚愕反応。

新しいクラスター。以下の少なくとも1つ（またはそれ以上：）によって示される。
(1) 新たな分離不安。
(2) 新たな攻撃性の兆候。
(3) 外傷とは明らかな関連のない新たな恐怖感情（例；一人での入浴を怖がったり，暗闇を怖がる。)

物質乱用，爆発的な怒りを伴い，解離症状も伴いやすいが，とりわけ離人症状や解離性健忘を中心とした症状が前面に見られる[27, 33]。すなわち，外傷的体験が反復される中で，防御的機制のために，外傷的出来事存在自体の否認，周囲からの疎隔，同一性の変容や混乱，攻撃的な行動や自傷，対人関係や自己価値への障害が生じるとされるⅡ型トラウマは Herman が提唱した成人における「複雑性 PTSD（complex PTSD）」や，DSM-Ⅳの PTSD 診断基準作成委員会による試案である「他に特定されない極度のストレス障害（DESNOS）[63]に相当するものである。「解離」に愛着の問題が深く関与することが注目されていること[4, 38]をあわせ考えると，トラウマに関連する治療に今後も重要な視点を与えるものとなろう[53]。

5.「発達」が与える影響

　児童青年期の PTSD を評価するにあたって最も考慮されねばならないのは，発達因子である。若年になるほど，DSM-Ⅳ（-TR）の診断基準による診断が困難となる（「乳幼児期の PTSD」の項参照）。体験が外傷的となるかどうかは，子どもの危険の認識度，脅威に対する認知的評価（cognitive appraisal），意味づけの能力，情緒および認知の対処能力の獲得度，反応への耐性，回復への予想能力，生活の変化への適応度でストレスとなりうる体験を自身がどのように理解するかによる[15, 18]。思春期になるに従って脅威の認知の仕方は仲間の影響をより受けやすくなる。トラウマの再演は，幼い子どもほど遊びを通じて表現されやすく，思春期とともに危険を伴う行動で表現されるようになる。この行動はさらなるトラウマを受ける可能性を高めてしまいうる[1]。トラウマによってすでに獲得したスキルの喪失や新たなスキルの獲得の失敗は，年齢によって異なる。例えば，幼児ではしゃべっていた話し言葉が減りときに緘黙に陥ったり，遺尿・夜尿，指しゃぶりが見られる。また，トラウマ後に多動を生じることがあり，注意欠陥多動性障害との鑑別が重要になる。

　Pynoos[47]は外傷性ストレスが子どもに及ぼす影響を発達課題に沿って，トラウマ後早期のものと長期に及ぶものとに区別して考えることを提唱した。トラウマ後早期の影響として，子どもが獲得した能力やスキルが途絶することや，トラウマに伴う回避によって子どもの達成感や自律性が阻害されることをあげ，長期的影響として，危険性に関する認知や自他の表象が変化することによ

る人格発達への影響をあげている。家族や地域での暴力に曝された就学前児童についての研究で，一貫性をもって話す能力の獲得に関する発達（話す内容を，始まり−中頃−終わりの部分に構成する能力）が阻害され，暴力に曝されていない対照に比べて混沌とした陳述構成しかできないことが示されている。この発達課題の達成は，その後に発達する読字，書字，コミュニケーションの能力を獲得していく上で不可欠であるにもかかわらず，一貫性のない陳述しかできない場合，トラウマ体験のその後の処理が妨げられ，解離症状として誤った構成が行われる可能性があるという。

児童期の外傷性体験，すなわち強い否定的な感情の発生が情緒を調節するメカニズムの成熟に与える問題点に関する研究では，強烈な感情に対する怖れがあると，就学前では感情状態を弁別する能力という発達課題，学童期では感情を詳しく表現するという能力の課題，思春期では否定的な感情の因果関係をより洗練された形で理解しようとする能力の発達課題がそれぞれ阻害されてしまうという[42,47]。現時点では，特に幼少期の子どものトラウマが，癒痕のように治癒することなく永続するのか，適切な介入によって代償可能で発達上の修復が見られるのかわかっていない[18]。

疫学と経過・予後

1. 疫　学

今まで述べてきたように，子どものPTSDはその診断基準が十分確立されたとは言い難いこともあり，大規模調査による疫学的知見は十分に得られていない。何らかの外傷的出来事を体験した子どもを対象とした研究は多いが，PTSD罹患率が0[19]〜100[21]％と非常に幅広いのは，診断基準も評価尺度も一定したものではなく，外傷的出来事の種類の違いもあり，研究対象の年齢層も対象数にも差があり，外傷的出来事からの測定期間も数週間後から10年以上後までとまちまちであることがその理由としてあげられよう。犯罪被害の犠牲もしくは目撃，ドメスティック・バイオレンスの被害，地域内での暴力被害にあった子どもはPTSDを含めた精神疾患罹患率の高いことが知られている[1]。また，成人のPTSDと同様，外傷的出来事の曝露度とPTSD症状の重症度は相関し，概ね「量−反応」関係が成り立つ[11,39,46]。

Breslau らの研究は [10] アメリカ都市部の 21 〜 30 歳の若年成人を無作為標本とした研究ではあるが，サンプル全体で PTSD の生涯診断有病率が 9.2%，何らかの外傷的出来事の曝露があったもので 23.6%という結果であった。Cuffeら [14] は 16 〜 22 歳の青少年 490 人の地域サンプルに構造化面接を行い，現在診断を女性の 3%，男性の 1%が満たすことを示した。女性の方が男性よりも，黒人の方が白人よりも，多くの外傷体験を報告した。女性，強姦や幼児の性的虐待の体験，事故や救急現場の目撃などの要因が PTSD のリスクを高める。ドイツにおける 12 〜 17 歳の 1,035 人を対象とした研究では，1 つ以上の外傷的出来事を体験した割合が 22.5%で，生涯診断有病率が 1.6%であった [20]。外傷的出来事に曝露した際の PTSD 発症は，女児の方が重度で発症期間が長いが，男児の方が外傷的出来事に曝露しやすいと言われる。有病率の性差については女児が高い報告が多いものの，一致はしていない [43, 44]。曝露時の年齢は PTSD発症のしやすさに関与するという研究もあるが，一定しておらずむしろ曝露した年齢による臨床像の違いの方が重要であるかもしれない。全般的には，同様のトラウマの曝露であれば，成人に比べて子どもの方が影響を受けやすく，PTSD に発展しやすいとされる [18]。

2. 経過・予後

　子どもの PTSD の自然経過に関する知見を得るためには，対象となる子どもの年齢，外傷的出来事前の子どもや養育環境に関連する諸因子，外傷的出来事後の治療の影響，その後の二次的なストレッサーとなりうるさまざまな出来事の影響などを統制した比較研究が求められ，非常に難しい。調査期間には幅があるが（短いもので数カ月ごと，長いもので 17 年間）縦断的研究は数多く見られ，多くの場合 PTSD もしくは PTSD 症状は軽減している。数回にわたって縦断的に調査した研究では，年ごとに漸減しているが，外傷的出来事を体験した子どものうち数年後 10%前後に PTSD を認める研究が多い [43, 44]。これらからおおよそ言えるのは，PTSD もしくは PTSD 症状は，時間の経過とともに自然寛解するものもあるが，一部には長年にわたって慢性化するものもあるということである。PTSD に対する予測因子や危険因子，慢性化因子について詳細に確立されたものはまだないが，ストレッサーがより強いこと（強度，持続期間，突然性・予測不可性），トラウマ前から存在していた精神疾患，もと

もとの愛着形式，コーピングや回復力の強さ，貧困や家族サポートなどのような外的な環境因などが関与すると言われている[18]。最近，成人ですでに報告されていたトラウマ受傷直後の心拍数と6カ月後のPTSD（症状）が子どもでも同じように相関することが報告されている[35]。また，臨床的経験から，トラウマを受けた子どもは時間経過とともに外傷体験を語りたがらなくなり，回避的となり，治療を受けたがらなくなることが，指摘されている[1]。何らかの早期介入と長期的ケアが必要とされる所以である。

おわりに

PTSDに関する研究が進むにつれ，外傷的出来事に対し個人が感じる主観的恐怖の強さが注目されるようになり，「心因」としての外傷的出来事から個人の持つ「脆弱性」「回復力」に研究の焦点が当てられるようになってきている。PTSDの3中核症状は本来外傷的出来事に対する適応的反応なのか，それともない方がより適応的なのか。適応的反応であるならば，適応的反応からPTSDという病的状態に至るまでにはどのようなプロセスがあるのだろうか。発症にはその「心因」と「脆弱性」がどのように関係しているのか，素因と生育歴などを含めた環境因は「脆弱性」にどのように関与していくのか。子どものPTSD研究は，発達に関する知見が急速に得られつつある現在，PTSDの理解全般にも多大な情報を与えてくれる領域になっていくと思われる。

文　献

1) Amaya-Jackson, L: Posttraumatic stress disorder in children and adolescents: (ed.), Sadock, B. J., Sadock, V. A.: Comprehensive textbook of psychiatry. 7th ed. Vol.II. Lippincott Williams & Wilkins, Philadelphia, 2763-2769, 2000.

2) American Academy of Child and Adolescent Psychiatry: Practice parameters for the assessment and treatment of children and adolescents with post-traumatic stress disorder. J. Am. Acad. Child Adolesc. Psychiatry, 37 (Suppl.)；4s-26s, 1998.

3) American Psychiatric Association: Diagnostic and Statistical Manual of Mental Disorders. 4th ed. Text revision. American Psychiatric Association, Washington, D.C., 2000.（高橋三郎，大野裕，染矢俊幸訳：DSM TR 精神疾患の分類と診断の手引．医学書院，東京，2002）

4) Barach, P. M.: Multiole personalty disorder as an attachment disorder. Dissociation, 4; 117-123, 1991. (福島春子, 胡桃澤伸, 安克昌ほか訳：海外文献ジャーナルクラブ「多重人格障害は愛着障害である」. 精神科治療学, 14; 1299-1302, 1999)

5) Benedek, E.: Children and psychic trauma: A brief review of contemporary thinking: (ed.), Eth, S., & Pynoos, R. S. Posttraumatic stress disorder in children. American Psychiatric Press, Washington, D. C., 1-16, 1985.

6) Bloch, D. A., Silber, E., & Perry, S. E.: Some factors in the emotional reactions of children to disaster. Am. J. Psychitary, 113; 416-422, 1956.

7) Bonaparte, M.: Notes on the analytic discovery of a primal scene. Psychoanal. Study Child, 1; 119-125, 1945.

8) Bowlby, J.: Separation anxiety. Int. J. Psychoanal., 41; 89-113, 1960.

9) Bowlby, J.: Grief and mourning. Psychoanal. Study Child, 15; 9-52, 1960.

10) Breslau, N., Davis, G. C., Abdreski, P., et al.: Traumatic events and posttraumatic stress disorder in an urban population of young adults. Arch. Gen. Psychiatry, 48; 216-222, 1991.

11) Carrion, V. G., Weems, C. F., Ray, R., et al.: Toward an empirical' definition of pediatric PTSD: The phenomenology of PTSD symptoms in youth. J. Am. Acad. Child Asolesc. Psychiatry, 41; 166-173, 2002.

12) Carey-Trefzger, C.: The results of a clinical study of war damaged children who attacked the Child Guidance Clinic, The Hospital for Sick Children, Great Ormand Street, London. J. Mental Sci., 95; 535-559, 1949.

13) Bloch, D. A., Silber, E., & Perry, S. E.: Some factors in the emotional reactions of children to disaster. Am. J. Psychitary, 113; 416-422, 1956.

14) Cuffe, S. P., Addy, C. L., Garrison, C. Z., et al.: Posttraumatic stress disorder in the community: An epidemiological study. J. Am. Acad. Child Adolesc. Psychiatry, 37; 147-154, 1998.

15) Davis, L., & Siegel, L. J.: Posttraumatic stress disorder in children and adolescents: Areview and analysis. Clin. Child Family Psychol. Rev., 3; 135-154, 2000.

16) De Bellis, M. D., Baum, A. S., Birmaher, B., et al.: A. E. Bennett Research Award. Developmental traumatology, I: Biological stress systems Biol. Psychiatry, 45; 1259-1270, 1999.

17) De Bellis, M. D., Keshavan, M. S., Clark, D. B., et al.: A. E. Bennett Research Award. Developmental traumatology, II: Brain development. Biol. Psychiatry, 45; 1271-1284, 1999.

18) Donnelly, C. l., March, J. S., & Amya-Jackson, L.: Pediatric posttraumatic stress disorder: (eds.), Wiener, J. M., Dulcan, M. K.: Textbook of child and adolescent psychiatry. Third edition. American Psychiatric Association Press, Washington, D. C., p.609-636, 2004.

19) Earls, F., Smith, E., Reich, W., et al.: Investigating psychopathological consequences of

a disaster in children: A pilot study incorporating a structured diagnostic interview. J. Am. Acad. Child Adolesc. Psychiatry, 27; 90-95, 1988.

20) Essau, C. A., Conradt, J., & Petermann, F.: Haufigkeit der posttraumatischen belastungstorung bei jungendlichen: Ergebnisse der bremer jungenstudie. Zeitschrift Fur. Kinderund Jungendpsychiatrie und Psychoterapie, Abstract. 27; 37-45, 1999

21) Eth, S., & Pynoos, R. S. (ed.) : Post-traumatic stress disorder in children. American Psychiatric Association Press, Washington, D. C., 1985.

22) Field, T., Seligman, S., Scafedi, F., et al.: Alleviating posttraumatic stress in children following Hurricane Andrew. J. App. Dev. Psychol., 17; 37-50, 1996.

23) Freud, A.: The writings of Anna Frued. Volume III. Infants without families: Reports on the Hampstead Nurseries 1939-1945. International Universities Press, 1973. (牧田清志，黒丸正四郎監修，中沢たえ子訳．家庭なき幼児たち（上）（下）アンナ・フロイト著作集第 3，4 巻，岩崎学術出版社，東京，1982)

24) Freud, A.: The writings of Anna Frued. Volume V. Reserch at the Hampstead Child: Therapy clinic and othe papers. International Universities Press, 1969. (牧田清志，黒丸正四郎監修，牧田清志，坂本良男，児玉憲典訳：ハムステッドにおける研究（上）（下）アンナ・フロイト著作集第 7，8 巻，岩崎学術出版社，東京，1983)

25) Freud, S.: Moses and Monotheism (1939), In The Standard Edition of the Complete Psychological Works of Sigmud Freud, Vol 20. Translated and edited by Strachey J. London, England, Hogarth Press, 1962. (高橋義孝，生松敬三ほか訳：人間モーセと一神教，フロイト著作集11.「文学・思想篇Ⅱ」，人文書院，京都，1984)

26) Garmzey, N., & Rutter, M.: Acute reactions to stress. Child and adolescent psychiatry; Modern approaches, 2nd edition: (ed.), Rutter, M., Hersov, L. Blackwell Scientific, Oxford, p.152-176, 1985.

27) Goodwin, J.: Post-traumatic stress symptoms in abused children. J. Trauma Stress, l; 475-488, 1988.

28) Green, B. L., Korol, M., Grace, M. C., et al.: Children and disaster; Age, gender and parental effects on posttraumatid stress disorder symptoms. J. Am. Acad. Child Adolesc. Psychiatry, 30; 945-951. 1991.

29) Green, B. L., Grace, M. C., V ary, M. G., et al Children of disaster in the second decade; A 17-year follow-up of Buffalo Creek survivors. J. Am. Acad. Child Adolesc. Psychiatry, 33; 71-79, 1994.

30) Greenacre, P.: A contribution to the study of screen memories. Psychoanal Study Child, 3/4; 73-84, 1949.

31) Heim, C., Newport, D. J., Heit, S., et al.: Pituitary-adrenal and autonomic responses to stress in women after sexual and physical abuse in childhood. JAMA, 284; 592-597, 2000.

32) Herman, J. L.: Complex PTSD; A syndrome in survivors of prolonged and repeated trauma. J. Traumatic Stress, 3; 377-391. 1992.

第1章 子どもの外傷後ストレス障害（PTSD） 29

33) Hornstein, N. L.: Complexities of psychiatric differential diagnosis in children with dissociative symptoms and disorders: (ed.), Silberg, J.: The dissociative child. Sidran Press, Towson, MD, p.27-46, 1996

34) 井出浩：子どもの外傷後ストレス障害. 花田雅憲，山崎晃資編：臨床精神医学講座第11巻. 児童青年期精神障害. 中山書店，東京，p.238-250, 1998.

35) Kassam-Adams, N., Garcia-Espana F., Fein, J. A., et al.: Heart rate and posttraumatic stress in injured children. Arch. Gen Psychyatry, 62; 335-340, 2005.

36) Lacey, G. N.: Observation on Aberfan. J. Psychosom. Res., 16; 257-260, 1972.

37) Levy, D.: Psychic trauma of operations in children. Am. J. Dis. Child., 69; 7-25, 1945.

38) Main, M., & Morgan, M.: Disorganaization and disorientation in infant strange situation behavior phenotype resemblance to dissociative states: (ed.), Michelson, L. K., William, J. R.: Handbook of dissociation-theoretical, empirical, and clinical perspective. Plenum Press, New York, p.107-138, 1996.（田中究，胡桃澤伸，福島春子訳：海外文献ジャーナルクラブ　解離性障害. 精神科治療学，16; 967-975, 2001）

39) Nader, K., Pynoos, R., Fairbanks, L., et al.: Children's reactions one year after a sniper attack at their school. Am. J. Psychiatry, 147; 1526-1530, 1990

40) Newman, C. J.: Children of disaster: Clinical obserbations and Bufflo Creek. Am. J. Psychiatry, 133; 306-312, 1976.

41) Nir, Y.: Post-traumatic stress disorder in children with cancer: (ed) ., Eth, S., & Pynoos, R. S.: Post-traumatic stress disorder in children. American Psychiatric Association Press, Washington, D. C., 121-132, 1985.

42) Parens, H.: A view of the development of hostility in early life. J. Am. Psychoanal. Assoc., 39; 75-108, 1991

43) Perrin, S., & Yule, W.: Practitioner review; The assessment and treatment of post-traumatic stress disorder in children and adolescents. J. Child Psychol. Psychiat., 41; 277-289, 2000.

44) Pfeffebaum, B.: Posttraumatic stress disorder in children; A review of the past 10 years. J. Am. Acad. Child Adolesc. Psychiatry, 36; 1503-1511. 1997.

45) 國原吉之助訳：プリニウス書簡集. 講談社文庫，東京，230-236, 1999.

46) Pynoos, R. S., Frederick, C., Nader, K., et al.: Life-threat and post-traumatic stress in schoolage children. Arch. Gen. Psychiatry, 44; 1057-1063, 1987

47) Pynoos, R. S., Steinberg, A. M., & Goenjian, A.: Traumatic stress in childhood and adolescence;Recent developments and current controversies: (ed.), van der Kolk, B. A., McFarlane, A. C., & Weisaeeth, L.: Traumatic stress; The effects of overwhelming experience on mind, body, and society. The Guilford Press, New York, 331-358, 1996. （西澤哲監訳：トラウマティック・ストレス，誠信書房，東京，2001）

48) パイヌース, R. S.: 子どもと災害—長期的帰結と介入についての発達的観点. 災害とトラウマ（こころのケアセンター編集）. みすず書房，東京，28-63, 1999.

49) Sack, W. H., Him, C., & Dickason, D.: Twelve year follow up study of Khmer

youths who suffered massive war trauma as children. J. Am. Acad. Child Adolesc. Psychiatry, 38; 1173-1179, 1999

50) Sheeringa, M., Zeanah, C. H., Drell, M. J., et al.: Two approaches to diagnosing post-traumatic stress disorder in infancy and early childhood. J. Am. Acad. Child Adolesc. Psychiatry, 34; 191-200, 1955.

51) Sheeringa, M. Zeanah, C. H., & Myers, L.: New findings on alternative criteria for PTSD in preschool children. J. Am. Acad. Child Adolesc. Psychiatry, 42; 561-570, 2003.

52) 清水将之, 野田隆峰: 子どものPTSD. 中根允文, 飛鳥井望編: 臨床精神医学講座S6巻. 外傷後ストレス障害 (PTSD). 中山書店, 東京, 215-122, 2000.

53) 白川美也子: 複雑性PTSD (DESNOS). 臨床精神医学, 増刊号; 220-230, 2002.

54) Spitz, R. A., & Wolf, K. M.: Anaclitic depression; An inquiry into the genesis of psychiatric conditions in early childhood II. Psychoanal. Study Child, 2; 313-342, 1946.

55) Stoppelbein, L., & Greening, L.: Posttraumatic stress symptoms in parentaly bereaved children and adolescents. J. Am. Acad. Child Adolesc. Psychiatry, 39; 1112-1119, 2000.

56) Stuber, M. L., Kazak, A. K., Meeske, K., et al.: Predictions of posttraumatic stress symptoms in childhood cancer survivors. Pediatrics, 100; 958-964, 1997

57) Teicher, M. H., Anderson, S. L., Polcari, A., et al.: Developmental neurobiology of childhood stress and trauma. Psychiatr. Clin. North Am., 25; 397-426, 2002.

58) Teicher, M. H., Anderson, S. L., Polcari, A., et al.: The neurobiological consequences of stress and childhood maltreatment. Neurosci. Biobehav. Rev., 27; 33-44, 2003.

59) Terr, L.: Children of Chowchilla; A study of psychic trauma. Psychoanal. Study Child., 34; 547-623, 1979.

60) Terr, L.: Chowchilla revisited; The effects of psychic trauma four years after a school-bus kidnapping. Am. J. Psychiatry, 140; 1543-1550, 1983.

61) Terr, L.: Acute response to external events and posttraumatic stress disorders: (ed.), Lewis, M. Child and adolescent psychiatry; A comprehensive textbook. William and Wilkins, Baltimore, 755-763, 1991.

62) Terr, L.: Childhood traumas; An outline and overview. Am. J. Psychiatry, 148; 10-19, 1991.

63) van der Kolk, B. A.: The complexity of adaptation to trauma; Self-regulation, stimulus discrimination, and characterological development: (ed.), van der Kolk, B. A., McFarlane, A. C., & Weisaeeth, L.: Traumatic stress; The effects of overwhelming experience on mind, body, and society. The Guilford Press, New York, 182-241. 1996. (西澤哲監訳: トラウマティック・ストレス. 誠信書房, 東京, 2001)

64) Wraith, R.: Children and personal disaster; Risk and preventive intervention: (ed.), Raphael, B., & Burrows, G. D. Handbook of studies on preventivepsychiatry. Elsevier, Amsterdam, p.323-341, 1955.

65) ZERO TO THREE: National Center for Infants, Toddlers, and Famileis; Diagnostic

classification: 0-3, Diagnostic classification of mental health and developmental disoreders of infancy and early childhood. Washington, D. C., 1994.（本城秀次，奥野光訳：精神保健と発達障害の診断基準；0歳から3歳まで．ミネルヴァ書房，京都，2000.）

2

子どものトラウマとアセスメント

亀岡智美

はじめに

　子ども期のトラウマティック・イベントへの曝露体験（トラウマ体験）は，従来考えられていた以上に頻回なものであることが，いくつかの疫学調査から判明しており[11]，子どものトラウマケアは，まさに，公衆衛生上の課題であると言っても過言ではない。さらに，トラウマ体験後に何らかの症状を示す子どもは，その後の人生においてさらにトラウマを体験するリスクが高まり，曝露回数が増えるに従って，心的外傷後ストレス障害（posttraumatic stress disorder：PTSD）のみならず不安障害や気分障害など，将来の精神疾患や社会生活へのリスクが高まることも明らかになった[8]。すなわち，子どものPTSD関連障害が未治療なまま放置されると，子どもの認知機能やパーソナリティスタイル，自己評価や衝動コントロールなどに悪影響を及ぼし，子どもの発達を阻害する要因となりうるのである。このため，子ども期のトラウマケアは，単に子どもだけの問題ではなく，成人の精神健康を考える上でも非常に重要なものであるといえる[5]。

　一方，子どものトラウマケアのためには，子どもがどのようなトラウマを体験し，どのような反応や病態を示しているのかについて，適切なアセスメントが不可欠であることはいうまでもない。

　しかし，子どものアセスメントにはさまざまな困難が伴う。その理由の1つは，トラウマに対する子どもの心理的反応や年齢・性差による違いが，まだ十分に解明されているとは言い難いということである[5]。現在使用されている米国精神医学会の診断基準である精神疾患の診断・統計マニュアル 改訂第

5 版（Diagnostic and Statistical Manual of Mental Disorders, Fifth Edition：DSM-5）[3] の PTSD の診断基準には，6 歳以下の子どもの PTSD の診断基準が初めて提示されたが，低年齢の子どもの評価にはまだ課題が多く，そのために子どもの PTSD 有病率が過小評価されていると考えられている [16]。2 つ目の理由として，PTSD が均一な病態ではないということが挙げられる。トラウマを体験した子どもがしばしば PTSD 以外の症状を示す場合があるし，他の疾患であると診断された子どもがトラウマ体験を有している，あるいは，PTSDを合併することがあるからである。また，PTSD 症状が，誤って他の疾患の症状と評価される可能性についても指摘されている [2]。さらに，同じ子どもであっても成長とともに状態像が変化してくることがあるため，子どものアセスメントは適宜再評価が必要である。

このような現状を踏まえつつ，ここでは，現段階で推奨されている子どものアセスメントについて概観し，子どものトラウマケアにどのように生かすことができるのかを考えてみたい。

子どものアセスメントの際に留意すべき要素

子どもは成人に比べて環境への依存度が高く，年齢ごとに乗り越えるべき発達課題を有する。それだけに，アセスメントの際には子どもの発達段階や周囲の環境との関係を十分に考慮する必要があることは言うまでもない。以下に，国際トラウマティック・ストレス学会（International Society for Traumatic Stress Studies: ISTSS）[5]，米国児童青年精神医学会（American Academy of Child and Adolescent Psychiatry: AACAP）[2]，英国・国立医療技術評価機構（National Institute for Clinical Excellence: NICE）[13] などが発行する子どもの PTSD に関する治療ガイドラインに挙げられている留意点を中心に紹介する。

1. トラウマの重篤度とタイプの評価

子どもが体験したトラウマのタイプ・特性・曝露期間を知ることは，成人の場合と同様にアセスメントの基本である。また，トラウマ関連症状の重篤度は曝露のレベルや回数と相関することが知られている。

PTSD のＡ項目（DSM-5）を満たすための根拠としては，子ども自身の報告・

警察など第3者からの確かな情報・明らかにトラウマと関連した症状（年少児の性感染症など）の存在などが必要であるとされているが，上記3つのガイドラインは，子ども自身から直接トラウマ体験やPTSD関連症状について聴取することが重要であるとしている。すなわち，子どもがトラウマ体験について語っていないのに，PTSD関連症状が認められるというだけで，トラウマ体験があったと見なすことは戒められている。どのガイドラインもこの点を強調しているということは，従来周囲の大人からの情報収集のみで子どものトラウマをアセスメントする傾向があったことの証であり，反省すべき点である。

　また先述のように，PTSDは不均一な病態であるため，AACAPでは，トラウマ体験を主訴に含まないケースについても，子どもの最初の心理アセスメントの際には，トラウマ体験の有無とPTSD症状についてスクリーニングすることを推奨している[2]。

　一方，子ども期の性的虐待体験は，さまざまなタイプのトラウマの中でも，もっとも予後が悪い指標とされている。PTSDだけではなく，青年期や成人期の物質乱用・素行障害・うつ・自殺・危険な性行動などとも関連が強いとされている[9]だけに，慎重にアセスメントし治療につなげていくことが必要となる。

2. 併存障害の評価

　成人と同様に子どものPTSDでは，併存障害が多い。高率に認められる併存症状は，不安・うつ・身体化・学習上の問題・反抗的態度・素行障害などである[5]。

　また，子ども期の被虐待例のように，早期に複合的なトラウマに曝露された場合などは，いわゆる「複雑性PTSD」のような病像を呈することが多い。「複雑性PTSD」は，WHOによる国際的な診断基準である国際疾病分類の第11版（International Classification of Disease 11th Revision：ICD-11）に正式に含められており，PTSD症状の他に，感情制御困難・否定的な自己概念・対人関係の困難などの症状が認められることが基準となっている。そのため，感情の調節障害の側面から双極性障害と誤診されてしまうこともある。一方，本来の双極性障害と診断されたケースの中にも，トラウマの既往があるケースが含まれている可能性はある[2]。従って，一見PTSD症状とは関連しないと思われるような症例であっても，トラウマ体験の既往がないかどうかに注意する必

要がある。

先述のように，子どもの場合は年齢によっても症状の表出の仕方が異なる。その上に，広範囲な症状を呈する子どもの診断は困難であるが，診断に確信が持てない場合は，とりあえず留保し，再評価をし続けていく姿勢が望まれる。

3. 子どもの行動の評価

子どもの行動をアセスメントする際には，評価者自身が臨床の場で，子どもの行動評価をすることが重要であることは言うまでもない。さらに，子どもの行動評価はいくつかの場面でなされる必要があるため，複数の人からの情報収集が望ましい。

子どもが，従来考えられていた以上に自身の内的状態を適切に報告することができることは，臨床経験からも実感するところであるが，一方，自分の行動についての報告は実態と異なっていることがしばしばある。逆に大人は，子どもの内的な苦悩を過少評価する傾向があるが，子どもの行動は概ね正確に報告できるとされている[5]。従って，子どもの行動を適切にアセスメントするためには，子ども本人と周囲の大人からの情報収集が必要となる。この際，子どもと養育者の評価にあまりにも大きなギャップがある場合は，家族機能の何らかの脆弱性を示していると推測することができる[9]。

4. 家族の評価

一般的に，養育者の適応度や精神健康は，子どもの治療の方向性を左右する重要な指標であると考えられるため，子どもをアセスメントする際には，主たる養育者（特に母親）の精神健康状態や適応度を同時にアセスメントすることが推奨されている。例えば，抑うつ的な養育者は，子どもへの情緒的応答性が損なわれるため，治療への協力度は低下することが予想される[5]。また，現在の家族の状態が安全なのかどうか，社会的なサポートが得られる状態にあるのかどうかも重要な要素である。この際，養育者自身の生育歴やトラウマ体験が問題になる場合もある。養育者も子どもとともにトラウマを体験している場合や，安全でない家庭に育った養育者は，わが子に安全を提供することがより困難になるし，養育者の過去の未解決なトラウマ体験の記憶が，子どもの行動や反応によって活性化される可能性があるからである[9]。

5. 機能状態

　ISTSS のガイドラインでは，子どもの社会性や行動面の機能評価をすべきであるとしている。この際留意すべきは，トラウマ体験の直後にはさまざまな反応が認められても必ずしも機能障害とはいえないことや，逆に，症状がないからといって苦痛や機能障害がないわけではないということである。特に，一見無症状に見える状態の背後に回避や解離が存在していることがあるため，注意が必要である [5]。

　例えば，トラウマ体験後に情緒不安定になり時々大泣きしたり，落ち着きがなくなりイライラ感が増したりしている子どもでも，親子関係が良好に保たれており，学校生活への適応に大きな変化が認められない場合は，しばらく経過観察としてもよいかもしれない。一方，ショッキングなできごとに対してほとんど反応を示さず一見無症状であるように思われる子どもが，不登校やひきこもり状態に陥っている場合は，何らかの治療的介入が検討されるべきである。

　このように，症状によって子どもが日常生活にどの程度の支障をきたしているか，トラウマ体験前後で子どもの適応度がどの程度変化しているか，などを適切にアセスメントすることは，治療方針を考える上でも重要なことである。

6. 年齢と発達段階による差異

　子どもを適切にアセスメントするためには，子どもの年齢によるトラウマ反応や症状の現れ方の差異を十分理解しておくことが必要である。

　例えば一般に，子どもの年齢が低いと，身体症状や行動上の問題として表出されやすく，解離・麻痺症状は表出が困難な傾向がある。再体験症状は，ポストトラウマティック・プレイや再演として表出されることがあり，悪夢はトラウマ体験と関連しないはっきりとした内容のない恐ろしい夢となる場合がある [3]。

　幼児期には，発達の退行や分離不安などが多く，児童期には，注意集中困難や学習上の問題・攻撃的な行動や反抗などが前景となることがある。青年期には，物質乱用や逸脱行動などとして表出されることがあり，「夜遅くまで○○をしていて寝ない」や夜遊びの背景に睡眠障害が隠されていることもある [14]。

　一方，自記式質問紙などの評価尺度を使用する際には，子どもが正しく質問の意図を理解しているかどうかに配慮する必要がある。場合によっては，子どもの年齢に応じた補足をしたり，質問を読み上げたりするような工夫が必要に

なることもある。現在使用されている 5 歳以下の子どものスクリーニング尺度は，ほとんど養育者が記入する形式になっている[5]。

7. 危険因子（risk factor）と保護因子（resilience factor）

　子どものトラウマ反応や回復に影響を与える危険因子として，女性・先行するトラウマ体験・すでに存在する精神病理（特に不安障害）・社会的サポートの欠如・家族要員の変化・親の喪失などが挙げられている。子どものトラウマ・アセスメントには，これらの危険因子の有無についての質問が含まれていることが望ましいとされている[5]。2004 年のスマトラ沖地震による津波後にタイで実施された子どものスクリーニングでは，現在認められる症状よりもトラウマ関連の体験（避難の遅れ，自分や家族の命の危険を感じた体験など）が，将来の PTSD 発症を正確に予測したという報告もある。また，自然災害の場合は，被災シーンの長時間の視聴・極端なパニック症状の存在なども，PTSD 関連障害の発症と関係しているとされている[17]。

　逆に，両親のサポートがしっかりあることや，両親の PTSD 関連症状が少ないことは保護因子として挙げられている。もちろん最近では，「posttraumatic growth」や「adversarial growth」など，トラウマ体験を乗り越えて成長する例についての報告もなされているが，子どもに関してはさらなる研究が待たれるところである[5]。

評価尺度の活用

　最新の DSM-5[3] では，「心的外傷およびストレス因関連障害群」というカテゴリーが新たに作成され，「反応性アタッチメント障害」や「脱抑制型対人交流障害」などの診断もこのカテゴリーに含まれることになった。また，先述のように，6 歳以下の子どもの PTSD 診断基準がサブタイプとして挙げられている。これらの改訂により，特に，6 歳以下の子どもの PTSD の診断率が上がることが期待されているのだが[16]，ここではこれらの問題をひとまず脇に置き，概ね成人の PTSD 診断基準で診断が可能とされている 7，8 歳以上の子どもを念頭に考えてみたい。

　トラウマ体験の有無や PTSD 関連症状を漏れなく非誘導的に調査するため

に, さまざまな評価尺度が使用されている。簡便なものとして自記式質問紙などが, 特に大規模災害後のスクリーニングや疫学調査の際には用いられているが, 使用の際には対人的・社会的・文化的な脈絡を考慮することが重要であるといわれている。また, 唯一無二の評価尺度は存在しないし, 臨床家の診断に勝るものではないとされている[5]。

　一方, 臨床場面でも評価尺度は有用である。しかし, 臨床におけるアセスメントでは, 治療につながる, より多くの情報を収集する必要があるため, 自記式質問紙であっても, 面接方式でなされることが望ましい。

　子どもが自分自身を表現しても安全だと感じられる環境を提供することも重要である。例えば, 年少の子どもは養育者と分離されると不安になるかもしれないし, 青年期であれば養育者と別々の方が正確な回答が得られるかもしれない。この辺りは, 個々のケースによって親子関係や家族の事情などを考慮しながらも, できる限り, 養育者と子どもとは別々に面接をすることが望ましい。

　質問紙に回答する際の子どもの態度も重要な情報である。例えば, 回答中にずっとこわばった態度を示したり, 落ち着きをなくす子どもは, 恐怖のために正しい回答ができないのかもしれない。ボーっとしたり集中力を欠いているように見える子どもは, 解離や麻痺のために結果として低い得点を示すかもしれない。回答に逡巡している子どもは, 自責感にさいなまれているかもしれない。いくつかの質問に対して, 「しらけた」あるいは「むかつく」などの態度を示しながら無回答だった場合, その質問の周辺になにがしかの所見が存在することはほぼ確実である。このように, 回答用紙ではなく, 子どもの態度そのものが「回答」となっている場合も少なくない。これらの所見は, その場でタイムリーに指摘してこそ子どもと共有できるのであり, 面接者がこれらの反応も含めてトラウマに関して熟知しているというメッセージを伝えることができれば, アセスメントと心理教育が同時並行的に進行することになる。さらに, このような関わりは, 子どもが新たな事実を開示するきっかけになることもある[9]。

　現在, 子どものトラウマ曝露体験や PTSD 症状をアセスメントする自記式質問紙や, 構造化／半構造化面接の開発も進んでおり, 信頼性と妥当性が検証された評価尺度のリストが, ISTSS ガイドラインなどから公表されている[5,10]。このうち, 自記式質問紙では, UCLA PTSD Reaction Index for DSM-Ⅳ（UPID）[1], Impact of Event Scale-Revised（IES-R）[4], Trauma Symptom Checklist for

Children（TSCC）[6]，Child Behavior Checklist（CBCL，保護者などの評価）[12] などが，構造化・半構造化面接として，Clinician Administered PTSD Scale for Children and Adolescents（CAPS-CA）[15] 注) などが，日本語でも利用可能である。

臨床家による評価

　PTSD 関連障害の診断は，他の疾患と同様に，最終的には臨床家の面接や診察によってなされ，症状の重篤度や機能障害の程度の評価をもとに，治療方針が決定される。しかし，PTSD 関連障害のアセスメントには，他の病態の心理評価や精神医学的評価とは異なる困難が指摘されている。なぜなら，子どもの PTSD 関連症状は，従来の面接方法では適切に評価しがたいからである。

　その理由の１つは，PTSD 関連症状が一般の人たちにはあまり知られていないことである。特に，トラウマ体験の恐怖が般化するということや，子どもが解離している時の様子などについて知っている人はあまりおらず，そのために，症状の有無を問うような方法では，子どもや養育者が何を尋ねられているのかわからず，症状が過小評価されてしまうのである[2]。

　理由の２つ目は，PTSD 症状の１つである「回避症状」の存在である。子どもは，「トラウマに関連する考えや感情，会話を避けようと」したり，さらには，トラウマ体験についての「重要な場面を思い出すことができない」などの症状によって，トラウマ体験について語りたがらなくなる，あるいは，語れなくなる。すなわち，回避症状が重篤であればあるほど，PTSD 関連症状全体が過小評価されるという矛盾がおこる[2]。

　一方，養育者自身が子どもの状態に気づいていない場合は，子どものトラウマ体験や症状の存在を否認（養育者自身が加害者である場合などは故意の否認であるが）する場合もある[2]。

　これらの困難を克服するために，AACAP では，アセスメントの前には，本人と養育者に対して十分な心理教育をすることと，それぞれの子どもの状態に応じた具体的な質問をすることを推奨している。

注) UPID と CAPS-CA は，DSM-5 版も発表されている。

1. 十分な心理教育

　トラウマ体験は不当で理不尽なものであるだけに，それを体験した子ども
は，強いショックを受け，自分自身に何が起こっているのかがわからず混乱し
ていることが多い。自責感が強い場合は，自分に起こった出来事や内的体験を
率直に表出することができない。また，複雑な PTSD 関連症状について，何
を尋ねられているのかがわからないこともある。それだけに，適切なアセスメ
ントのためには，十分な心理教育が不可欠である。

　心理教育とは，トラウマについての正しい知識や情報を伝え，トラウマに
よってもたらされるさまざまな問題に対処できる力を育てるためのものであ
る。トラウマ体験とはどういうできごとなのか，それによってどのような反応
が起こりうるのかを知り，その反応が「ひどい体験をした後には誰にでも起こ
る自然な反応」であることを学んでいくうちに，子どもは自己効力感を回復し，
自らの状態を適切に伝えることができるようになる。身体外傷の場合，子ども
が心を閉ざしていても傷のアセスメントはある程度可能かもしれないが，トラ
ウマ（心的外傷）の場合，それは絶対にあり得ない。子どものトラウマの適切
なアセスメントは，子どもが自ら傷を指し示し，それを評価者と共有すること
によって初めて成り立つものである。その意味で，アセスメントはすでに治療
の第一歩である。

2. それぞれの子どもに応じた具体的な質問

　子どもの場合，PTSD 症状の中でも，特に，再体験症状と回避症状は，一般
的な質問をするだけでは，何を尋ねられているのかわからず，「そんな症状は
ない」という回答になってしまうことが多い。例えば，「何かのきっかけでそ
のことを思い出すと，怖くなったりいやな気持になったりしますか？」のよう
な質問よりも，「以前住んでたおうち（そのできごとが起こった場所）に行っ
たら，いやな気分になる？」など，個別の事情に合わせた質問の方が，子ども
は答えやすい[2]。そして，いったん，個別の質問がその子どもにうまく適合す
れば，驚くほどいろいろな症状について語ってくれる子どももいる。このよう
な子に，「さっき一般的な質問をした時，なぜ『ない』と答えたの？」と聞い
てみると，「だって，どんなふうに言えばいいかわからなかったから」とか，「そ
んなこと起こるはずがないと思ってたから」とか，「本当のことを言ってもい

いかどうかわからなかったから」など，子どもの混乱ぶりや自責感が透けて見える答えが返ってくることがある。

一方，個別的具体的な質問をすると，「どうして知ってるの？」と目を丸くして逆に問い返してくる子どももいる。このような場合，「だって，ここにはそんな症状があるっていう子がたくさん来るから」とか，「同じようなことが起きているという子に会ったことがあるから」と返答すると，アセスメントがタイムリーな心理教育に早変わりする。

しかし，このような面接法は，従来の「子どもを誘導しない」方法とは逆のスタイルであり，違和感を抱く人もいるだろう。実際の臨床場面で実施していて，自分でも「今のは誘導に当たらないか」と不安になるきわどい瞬間が時々ある。このような誘導を避けるために，AACAPのガイドラインでは，トラウマ体験の開始時期や頻度，期間などについての詳細を子どもに尋ねるように推奨している[2]。また，子どもの主観的体験をより具体的に聴取することで，子どもの回答の信頼性を確認することができる。

おわりに
....

子どものトラウマ関連障害の臨床においては，トラウマのアセスメントがややもすると軽視されているように感じる。一方には，「傷のかさぶたを引きはがすような行為はかえって子どもを傷つけてしまう」と心配し，子どもからトラウマ体験について聴取することを躊躇する人たちがいる。他方には，トラウマ体験があるというだけで，すぐさま何らかの形でそれを表出させようとする人たちがいる。アセスメントのためにトラウマ体験について聴取することと，治療プログラムの中で語る（表出する）こととが混同されていることもある。トラウマのアセスメントをせずに放置することも，アセスメントを無視して闇雲に傷をつつき回すことも，本人の回復意欲を奪ってしまう行為であろう。子どものトラウマ治療の第一選択として推奨されているTF-CBT（Trauma Focused-Cognitive Behavioral Therapy）では，トラウマの全容が明らかにならない段階で，認知を修正するような治療を開始することを厳禁している[7]。

一方，本文で述べたように，配慮された状況でなされるアセスメントは，すでに治療の第一段階となりうる。臨床で出会う重症でリスクの高い，周囲のサ

ポート機能が脆弱なケースほど，継続して治療を続けることが困難な場合が多い。それだけに，最初のコンタクトの段階から，アセスメントと治療の過程が継ぎ目なく進んでいくことが望ましいと思われる[9]。

文　献

1) 明石加代：子どもの心理アセスメント．日本心理臨床学会監修：危機への心理支援学．遠見書房，東京，2010.

2) American Academy of Child and Adolescent Psychiatry: Practice Parameters for the Assessment and Treatment of Children and Adolescents with Posttraumatic Stress Disorder. www.aacap.org. 2009.

3) American Psychiatric Association: Diagnostic and Statistical Manual of Mental Disorders, 5th edition. American Psychiatric Association, Washington D. C., 2013. （高橋三郎，大野裕監訳：DSM-5 精神疾患の診断・統計マニュアル．医学書院，東京，2014.）

4) Asukai, N., Kato, H., Kawamura, N., et al.: Reliability and validity of Japanese-language version of the Impact of Event Scale-Revised（IES-R-J）; for studies on different traumatic events. J. of Nervous and Mental Disease, 190; 175-182, 2002.

5) Balaban, V.: Assessment of Children.（ed.），Foa, E. B., Keane, T. M., Friedman, M. J., et al.: Effective Treatments for PTSD Practice Guidelines from the International Society for Traumatic Stress Studies. Second Ed. Guilford Press, New York, 62-80, 2009.

6) Briere, J.: Trauma Symptom Inventory Professional Manual. Psychological Assessment Resources, Odessa, FL., 1995.（西澤哲訳：子ども用トラウマ症状チェックリスト（TSCC）専門家のためのマニュアル．金剛出版，東京，2009.）

7) Cohen, J. A., Mannarino, A. P., Deblinger, E.: Treating Trauma and Traumatic Grief in Children and Adolescents. Guilford Press, New York, 2017.

8) Copeland, W. E., Keeler, G., Angold, A., et al: Traumatic events and posttraumatic stress in childhood. Arch. Gen. Psychiatry, 64; 577-584. 2007.

9) Friedlich, W. N.: Children with Sexual Behavior Problems; Family-Based Attachment-Focused Therapy. W. W. Norton & Company, Inc., New York, 2007.

10) 亀岡智美，元村直靖，瀧野揚三ほか：子どものトラウマへの標準的診療に関する研究．平成 21 年度厚生労働科学研究（子ども家庭総合研究事業）報告書（245-257).（主任研究者：奥山眞紀子「子どもの心の診療に関する診療体制確保，専門的人材育成に関する研究」). 2010.

11) Konen, K. C., Roberts, A. R., Stone, D. M., et al.: The epidemiology of early childhood trauma.（ed.），Lanius, R. A., Vermetten, E., Pain, C.: The Impact of Early Life

Trauma on Health and Disease. Cambridge University Press, New York, 13-24, 2010.

12) 中田洋二郎，上林靖子，福井知美他：幼児の行動チェックリスト（CBCL/2-3）の標準化の試み．小児の精神と神経．39; 317-322, 1999.

13) National Institute for Clinical Excellence: The management of PTSD in adults and children in primary and secondary care. www.nice.org.uk, 2005.

14) National Child Traumatic Stress Network: Childhood trauma. www.NCTSN.org, 2004.

15) Newman, E., Weathers, F. W., Nader, K., et al.: Clinician-Administrered PTSD Scale for Children and Adolescents（CAPS-CA）. Western Psychological Services, Los Angeles, 2004.

16) Scheeringa, M. S., Myers, L., Putnam, F. W., et al.: Diagnosing PTSD in early childhood; an empirical assessment of four approaches. J. Traumatic Stress, 25; 359-367, 2012.

17) Thienkrua, W., Cardozo, B. L., Chakkraband, M. L. S., et al.: Symptom of posttraumatic stress disorder and depression among children in tsunami-affected areas in Southern Thailand. JAMA, 296; 549-559, 2006.

3

子どもの心的外傷反応の評価・診断
―主に単回性外傷体験の評価について―

荒木陽子

はじめに

　本稿の目的は，先行研究と筆者らの臨床体験に基づき，子どもの心的外傷反応の評価方法の現状を展望し，「黄金の基準（goldstandard）」に到達することを最終目標として，その統一への進展方向を探ろうとするものである。

　1980年米国精神医学診断基準（DSM-Ⅲ）において初めて提唱された外傷後ストレス障害（post traumatic stress disorder：PTSD）は，成人から得られた成人のためのものであり，当然，次の課題は子どもたちではどうかということであった。

　実際，多くの症例研究がなされてきた。まず，子どもたちにも，成人同様に再体験症状，回避・麻痺症状，覚醒亢進症状という3大カテゴリーが該当することが確認された。他方，子どもの心的外傷の反応の出現様式は，発達段階に左右されること，周囲の大人からは行動上の問題として認識されてしまう場合が多いことなどが指摘された。現行の米国精神医学診断基準（DSM-5）[1]において，6歳以下の子どもの心的外傷後ストレス障害について，基準が別にもうけられているのはその結果である。

　また，発達途上にこうむった心的外傷は，その種別と内容に応じて，発達に広くさまざまの影響を与える。それらは，感情・生理的反応の調節，記憶，世界に対する安全感，対人関係上の安心感，人格形成や道徳性などに及んでいる[20]。したがって，重要なのは，外傷的出来事の直後から，日常生活の再建の支援，本人・養育者・学校などへ子どもの外傷反応についての心理的教育などを行えば，心的外傷反応の悪化の二次予防に貢献するだけでなく，自己評価の低下，対人

46　第Ⅰ部　アセスメントと診断

関係の問題や学業成績の低下などの二次的悪影響の予防にも貢献するということである。そして，援助の方向づけのために，子どもの外傷反応の正確な評価やPTSDの確実な診断が不可欠になってくる。

　欧米において，1980年以前の子どもの外傷反応研究は事例報告が主であった。例えば，有名な1976年のTerrの研究は，カリフォルニア州Chowchillaにおけるスクールバス・ハイジャック事件の被害児童26人に関するものであった[28]。これは，DSM-Ⅲの最初の改訂版であるDSM-Ⅲ-R（1987年）に，子どもの症状を併記する契機となった画期的なものであった。この研究の手法は非構造化面接であったが，その後子どものPTSDが公式な診断名となったこと，また子どもたちの症状を両親や教師が過小評価する傾向があるという報告がなされたことなどから，以後の努力は子どものPTSDに関して妥当性と信頼性が備わった評価尺度を使用する試みに向けられた。例えば，成人の外傷反応を測定する尺度の子どもへの応用あるいは改変，また子どもの情緒と行動への一般的な尺度の応用，さらには子どもの外傷反応を直接測定する特化された尺度の開発などである。しかし現在でもなお，妥当性・信頼性，標準化，利便性の点からみて十分な尺度は少ない。わが国からもいくつかの提案があるが，信頼性・妥当性のデータが発表されていなかったり，標準化が未完成であるなどの不足点がある。そのため，子どもの外傷反応測定の尺度は確立からいまだに遠いというのが実状である。本稿では，主に単回性外傷体験後の子どもの心的外傷反応の評価についての先行研究を概観する。

子どもの心的外傷反応の評価における留意点

　米国児童青年精神医学会は1998年，医学および心理学領域の文献収集のために，MedlineおよびPsychological Abstractを検索して得られた，1992～1997年1月での児童青年期のPTSD関連文献約170編についてレヴューしている[5,25]。これらを展望して，心的外傷反応の評価については，①両親からだけではなく，子どもにも直接たずねる。さらに，教師や他機関の記録など，多方面から情報を得る，②通常の臨床面接に加えて，構造化面接尺度などのさまざまな測定尺度の併用を考慮するなどが勧められている。また，発達段階特有のPTSDの診断基準について今後検討が必要であることが述べられている。

これらは，子どもの心的外傷反応の出現様式の特異性と発達段階による相違，心的外傷が広く子どもの発達に多面的影響があることなどに基づくものである。

　具体的には，①まず，予め紹介機関や学校などの記録をよく読んで子どもが曝露された外傷的な出来事の具体的な知識を把握しておく，②子どもに会うまでに，両親，養育者の周囲と面接して発達歴と既往歴などを聴取しておく，③以上の情報の上に立って子どもの面接を行う。

　子どもの訴えと両親，養育者などの情報とが異なる場合もある。子どもは遅くとも学齢期から思春期に達すると，自ら侵入的想起，感情の麻痺，離人感，集中困難などの主観的症状を訴えるようになるが[12]，二次的情報は，退行，過覚醒，粗暴行為など行動面に関するものが多い。またこの際，両親・教師などの自身の外傷反応が，報告内容に影響を与えている可能性を念頭に置くことを忘れてはならない。もっとも，Saigh[22] は，IQ79以下の子どもは，PTSD の症状の意味が理解できない可能性が，6歳以下の子どもは診断に必要な質問が理解できないことがありうることを指摘している。

臨床面接（非構造化面接）

　以上に基づいて，まず臨床面接すなわち非構造化面接について妥当と考えられるところを縮約する。

1．両親，養育者への臨床面接（非構造化面接）

　Saigh ら[22] によれば，面接での質問は，①子どもにいつ，どのような外傷的な出来事が起こったか，②もし，けがをしていたならどのようなけがであったか，③出来事の最中およびその後の子どもの行動はどのようなものであったか，④ PTSD，その他の症状の有無についてたずねる，の4点にわたる必要がある。Perrin ら[17] はこれに追加して，以下の5点をあげている。すなわち，⑤発達歴，元来の性格傾向，興味，既往歴，外傷的な出来事以前の外傷歴，喪失体験，学校における様子，⑥外傷後の治療歴，⑦子どもの現在の学校での様子，⑧家族歴，両親の被虐待歴，夫婦関係，離婚歴，⑨外傷的な出来事の後における両親の反応についての情報を得ること，である。さらに両親の精神状態の評価も不可欠である。両親の外傷後の反応は子どもの反応と密接に連関して

いる。なお，親が虐待者である場合には，虐待を行っていない方の親か，他の養育者と面接を行って情報を得るようにする[5]。

2．子どもへの臨床面接（非構造化面接）

　一般に両親の面接の後に行い，できるだけ両親らから子どもに面接者を紹介させるのがよい[22]。性的虐待に関する質問については，保護者が同席しない場でたずねた方がよい。一般に児童や思春期の子どもであっても両親の前で話すことには抵抗があるからである。

　面接中には，面接者は，①その態度が子どもの外傷反応の表現を左右することを念頭に置き，②子どもが理解しやすい言葉を用いるように心がけ，③支持的に接し，④感情的もしくは批判的な発言は慎む。

　正確な情報を得るにあたって重要なのは，子どもが苦痛や怒りの感情を安心して話せるような安全な場を提供すること，ラポールをつけることである[17]。このような環境を整えて，まず，面接者から促すのではなく自発的に，外傷的な出来事を思い出してもらい，その子なりの言葉で表現してもらう。その後で面接者が，「それは夏でしたね」，「外傷的な出来事が起こったとき，感じたのはどのようなことでしたか。どんなことを考えましたか」などと質問したり，子どもに話をするように促す。子どもが，なかなか話したがらない場合には，「○○さんから，〜というふうに聞いているんだけど，何があったのか話してもらえますか」などのように促し，なおも否認が続くようであれば，話題を変えるなどをして，ラポールをつけなおすように試みる。

　次に「出来事の後の夜はどうでしたか」，「こわい夢を見たのはいつでしたか」，「学校に行けるようになるまでどれぐらい時間がかかりましたか」など，外傷的な出来事の直後から現在までの時間軸に沿って，PTSD 症状の有無，周囲の反応などを話させる。自分からは訴えない症状や罪悪感などの感情に対しては，直接たずねるようにする。さらに将来への展望などもたずねる。このように，外傷的な出来事に関して子どもに直接たずねることは，面接者の中には，子どもを傷つけ，混乱を招くのではないかと危惧する向きもあるが，支持的な環境であるならば，子どもに直接質問をして外傷的な出来事を表現させることは，単に評価の有効性を高めるだけでなく，それ自体に治療効果があって，PTSD の発症の危険性を低下させ，回復を促進する[5, 17]。さらに，面接が最も

効果的な時期は外傷的出来事後，3〜5週間後であるという[12]。ただし，もちろん，面接者の適切な知識と，子どもの面接者への信頼とが前提である。また，面接が子どもと両親などにかける負荷も評価しておかなければならない。

Pynoos[19] は，外傷的な出来事を目撃した直後の面接の技法を詳しく述べている。これは3〜16歳の子どもを対象にしており，言語では十分な表現ができない幼少の子どもにも適用できる。①まず面接者は，子どもに関心を示す。外傷的な出来事について他の子どもと話をした経験があることを述べ，子どもが苦境の中でもひとりきりではないことを伝える。②鉛筆と紙を渡し，好きな絵を描かせる。その際，子どもに，どのような物語による絵なのか後でたずねることを伝えておく。③以上の言葉や絵を介してどのような物語なのかを，その子なりに表現させる。その際，描かれた絵と外傷的な出来事の側面とを関連させつつ，感情表現をさせるのがよい。④保護的な環境下で，十分に感情の放出ができたならば，外傷的な出来事の直後から現在までの時間軸に沿って質問をしていく。例をあげれば，外傷的な出来事の際に，どんな感覚があったか，最悪な瞬間はどのようなものであったか，出来事をどのように理解しているか，これからどうするかという将来計画，今の心理的負荷などである。⑤面接の終わりには面接のまとめを行う。例えば，話の内容や描いた絵などは外傷的な出来事と関連がある，外傷的な出来事への反応は正常である，今後の経過の予測などである。また，面接を受けて有益だったかどうか，あるいは混乱したことがあったか，なかったかを確認する。最後に，外傷的な出来事が起こっている最中にも，また事後の面接中にも，勇敢だったと子どもに伝えることが，自尊心を高める上で大切である。この一連の面接は，概ね90分ぐらいを要すると述べられている。

構造化面接尺度と自記式質問尺度との併用

非構造化面接は，外傷反応の評価に関して多くの情報をもたらすが，その内容は面接者個人の知識に基づく質問が中心である。また，面接者の言い回しや被験者への言語的・非言語的反応が，影響を及ぼすことが多い。そのため，実証研究を発展させていく上で，面接者による質問の内容の差異やばらつきを最小限に留めるために，客観的な症状測定の実施を行うことが必要となる。

Edelbrock らは，構造化，あるいは標準化した面接を行うことによって，信頼性を向上させることができると提言している。彼らの定義によれば，構造化されているとは測定することができ，質問の順序と言い回しが限定されたものであり，標準化されているとは，回答が記録され，点数化でき，解釈することが可能なものであるという[6]。

　われわれは，前述の 1998 年米国児童精神医学会が作成した診断と治療の基準の中で言及されている評価尺度[5]，米国 National Center for PTSD のホームページにおいて，子どものアセスメントとして紹介されている評価尺度，2002 年に Ohan ら[16] がレヴューを行った過去 25 年（特に過去 10 年）間にトラウマ関連の文献において複数報告や引用されたとして紹介された評価尺度を調査検討して，子どもの外傷反応を測定するための代表的な 15 の評価尺度を選出した。また，2004 年 10 月にわれわれが posttraumatic stress disorders, children, adolescents, assessments の 4 検索語でデータベース「Medline」，「Psychoinfo」を検索して得られた文献の中で最も使用回数が多かった評価尺度 Child Behavior Checklist と，また acute stress disorder を評価できる Child Stress Disorders Checklist（CSDC；Saxe, 1997)[23] の 2 つを追加した合計 17 のスケールを現下の代表的な評価尺度とした（**表 1**）。

　Nader[12] は，子どもの外傷反応の評価尺度を分類して，①子どもの外傷反応を直接測定するために開発された尺度，②全般的な診断のために開発された評価法の一部である PTSD サブスケール，③ある特定された外傷反応体験や外傷反応のある側面と関連した症状もしくは行動を評価するために開発された尺度の 3 つをあげている。②は，半構造化面接および構造化面接尺度であり，親版と子ども版との両方を備えている。①と③は，自記式質問尺度，半構造化面接・構造化面接に大別される[3]。自記式質問尺度は簡便であり，わずかな人手と経費とで施行可能である。得点に適当なカットオフ値を設定すれば，診断に適用することも可能である。もっとも，診断の妥当性については問題があり，複数種の質問紙を併用するなどの工夫を加えたとしても診断の精度には限界がある。構造化面接尺度の方が，診断の正確度は高いが，人手と経費，非面接者の負担の大きさに問題がある。また面接者は一定のトレーニングを受けることが必要である[3]。なお③のカテゴリーは，虐待を主とした反復性トラウマ体験を対象にしており，PTSD の中核症状のほかに，感情の制御障害，他者との関

表1 子どもの外傷反応の評価尺度 (1)

A. 全般的な診断のための評価法の一部である PTSD サブスケール

評価尺度	開発者	年度	使用目的	方法	適用年齢	特徴	時間	トラウマのタイプ	先行研究の対象	妥当性・信頼性の評価の有無	日本語版
DISC-IV	Shaffer ら	1998	PTSD を含む各障害の診断	構造化面接	9~17歳 6~17歳の子どもの親用	PTSD module がある。所要時間は、トラウマ体験のない子どもは平均30秒、トラウマ体験のある子どもは6分	1~2時間30分 PTSD module は6分	単回性トラウマ体験		無	無
K-SADS-PL	Kaufman ら	1997	PTSD を含む各障害の診断 スクリーニング	半構造化面接	7~17歳の子ども用 親	K-SADS PTSD module がある。高度の訓練を必要とするため、訓練を受けていない臨床家には不向き	45~75分		暴力への露呈	有	無

DISC: Diagnostic Interview Schedule for Children, Version IV (Shaffer, 1998)[17]
K-SADS-PL: the Schedule for Affective Disorders and Schizophrenia for School-Age Children-Present and Lifetime Version, PTSD Scale (Kaufman, 1997)[9]

表1 子どもの外傷反応の評価尺度 (2)

B. PTSD スケール―構造化面接尺度

評価尺度	開発者	年度	使用目的	方法	適用年齢	特徴	時間	トラウマのタイプ	先行研究の対象	妥当性・信頼性の評価の有無	日本語版
CAPS-C CAPS-CA	Nader ら	1998	PTSDの診断・重症度の評価	構造化面接	7～18歳	施行時間が長く利便性が高いとはいえないが、正確な診断が行える	45～120分	単回性トラウマ体験 反復性トラウマ体験	交通事故 沈没船 監禁	CAPS-Cは有	有
CPTSDI	Saigh ら	2000	PTSDの診断	構造化面接	6～18歳	短時間で施行可能。先行研究では、被曝・待歴のある子どもは対象になっていない	15～20分	単回性トラウマ体験	性的暴行 身体的暴行 事故	有	
Childhood PTSD Interview	Fletcher ら	1997	PTSD診断 関連症状の有無	半構造化面接	特定されていない（親用、子ども用）	コメディカルのスタッフに適している	30～40分	単回性トラウマ体験 反復性トラウマ体験		有	
CPTS-RI	Frederick ら	1987	PTSD症状の重症度の評価	半構造化自記式（8歳以上）	8～18歳	DSM-IVのすべての基準が含まれていない。PTSDの重症度と相関あり	20～45分	単回性トラウマ体験	暴力への露呈 災害被害	有	有

CAPS-C: Clinican-Administered PTSD Scale for Children , CAPS-CA: Clinican-Administered PTSD Scale for Children and Adolescents (Nader , 1998)[13]

CPTSDI: Children's PTSD Inventory (Saigh, 2000)[22]

Childhood PTSD Interview (Fletcher , 1997)[4]

CPTS-RI: Children's PTSD-Reaction Index (Frederick, 1987)[14,16]

表 1　子どもの外傷反応の評価尺度 (3)

C. PTSD スケール—自記式質問尺度

評価尺度	開発者	年度	使用目的	方法	適用年齢	特徴	時間	トラウマのタイプ	先行研究の対象	妥当性・信頼性の評価の有無	日本語版
WBTH	Fletcher ら	1991	PTSD診断関連症状の有無	自記式	8〜16歳	出来事を bad thing と表現していることに、慎重になる必要がある。総合得点は、重症度と関連あり	10〜20分	単回性トラウマ体験	湾岸戦争	有	
CPSS	Foa ら	2001	PTSDのスクリーニング、重症度の評価	自記式	8〜15歳	地震以外の他の外傷的出来事を対象にした研究がまだない。短時間で施行可能	15分	単回性トラウマ体験	地震	無（地震の研究は有）	
IES IES-R	Horowitz Weiss ら	1979 1996	PTSDのスクリーニング	自記式	8〜18歳	IES-Rは、子どもを対象にしたデータが不十分	10分	単回性トラウマ体験	カンボジア難民 沈没 船災被害	IESは有	有
CRTES	Jones ら	2002	侵入性・回避性症状の程度の評価	自記式	8〜12歳	IESをもとに作成したもの、データが少なく、思春期の子どもにはIESを用いたほうがよい	5分	単回性トラウマ体験	火災被害 暴力への露呈	無	

WBTH: When Bad Things Happen Scale (Flether, 1991) [4,12]
CPSS: Child PTSD Symptom Scale (Foa, 2001) [7,16]
IES: Impact of Events Scale (Horowitz, 1979) [11]
IES -R: Impact of Events Scale Revised (Weiss, 1996) [2]
CRTES: Children's Reaction to Traumatic Events Scale (Jones, 2002) [14,16]

D. トラウマ関連スケール

表 1　子どもの外傷反応の評価尺度 (4)

評価尺度	開発者	年度	使用目的	方法	適用年齢	特徴	時間	トラウマのタイプ	先行研究の対象	妥当性・信頼性の評価の有無	日本語版
TSCC	Briere ら	1996	虐待を含むトラウマ体験の影響の程度	自記式	8〜16歳	DSM-Ⅳの診断基準には沿っていない。標準化の手続きがしっかり踏まれている	10〜20分	単回性トラウマ体験 反復性トラウマ体験	身体的虐待 性的虐待 その他の暴力被害	有	有
ACTS	Praver ら	2000	虐待を含む反復性トラウマ体験の影響の程度	自記式 養育者が報告	6〜12歳	漫画を用いて、質問が作られているため、小さな子どもにも理解しやすい。妥当性、信頼性の評価が不十分。短縮版も検討中	45分	反復性トラウマ体験	虐待 暴力への露呈	無	
CITES-R	Wolfe ら	1991	PTSD症状と生活への性的虐待の二次的影響を評価する	構造化面接	8〜16歳	性的虐待に関して、深く広く評価できる。コントロールスタディなどがなされておらず、データが不十分	20〜40分	反復性トラウマ体験	性的虐待	無	

TSCC: Trauma Symptom Checklist for Children (Briere, 1996) [4, 11, 14, 16]
ACTS: Angie / Andy Cartoon Trauma Scale (Praver, 2000) [12, 16, 18]

表1　子どもの外傷反応の評価尺度（5）

E.　養育者が報告する尺度

評価尺度	開発者	年度	使用目的	方法	適用年齢	特徴	時間	トラウマのタイプ	先行研究の対象	妥当性・信頼性の評価の有無	日本語版
PR-CRS	Fletcher ら	1991	PTSD診断，関連症状の評価	自記式	なし（子ども）	DSM-Ⅳには則していない	30〜45分	単回性トラウマ体験 反復性トラウマ体験		有	有（改訂版）
CSDC	Saxe ら	1997	ASD，PTSDのスクリーニング	観察者が報告	5〜17歳	サンプル数が少ない ASDが評価できる 短時間で施行可能	10分	単回性トラウマ体験	熱傷 交通事故	無	
PEDS	Saylor ら	1999	虐待を含むトラウマ体験後の行動上の問題の評価	養育者が報告	2〜10歳	虐待を受けていない子どもの研究がない 幼少の子どもにも評価できる	5〜10分	反復性トラウマ体験	性的虐待 ホームレスな子	無	
CBCL	Achenbach ら	1991	行動上の問題	観察者が報告	4〜18歳	PTSDをもった子どもは内的尺度の得点が高くなる傾向がある。CBCL-PTSD scaleが提案されている		単回性トラウマ体験 反復性トラウマ体験	性的虐待 工場火災	有	有

PR-CRS: Parent Report of The Child's Reaction To Stress (Fletcher, 1991) [4,27]

CSDC:Child Stress Disorders Checklist (Saxe, 1997) [23]　　PEDS: Pediatric Emotional Distress Scale (Saylor, 1999) [16]

CBCL: Child Behavior Checklist (Achenbach, 1991) [8,29]

係，自己認識における変化などを評価する項目も入っている。

　ここでは選定した17の評価尺度をNaderの分類に基づいて，以下の5つの
カテゴリーに分けた。①全般的な診断のために開発された評価法の一部である
PTSDサブスケール，②子どものPTSD症状を直接測定しようと開発された
構造化面接尺度（PTSDスケール－構造化面接尺度），③子どものPTSD症状
を直接測定しようと開発された自記式質問尺度（PTSDスケール－自記式質問
尺度），④ある特定されたトラウマ体験や，トラウマ反応のある側面と関連し
た症状および行動を評価するために開発されたトラウマ関連スケール（トラウ
マ関連スケール），⑤PTSD症状，トラウマ反応評価のために開発された養育
者が報告する尺度（養育者が報告する尺度）の5つである。これを，各評価尺
度の開発者，使用目的，適用年齢，特徴，施行時間などの要約をして**表1**に示す。

　ここでは，以上のうち日本語版作成が試みられている尺度CAPS-CA，
CPTS-RI，IES-R，TSCC，PR-CRSの合計5つを概観する。

1. 子どもと青年のためのPTSD臨床診断面接尺度（Clinician-Administered PTSD Scale for Children and Adolescents：CAPS-CA）[13]

　CAPS-CAは，成人のPTSDを対象としたClinician-Administered PTSD
Scale for DSM-Ⅳ（CAPS）を基に，7～18歳の子ども向けに作成された構造
化面接尺度である。予め，出来事チェックリストを行って，得たDSM-Ⅳの
PTSDの診断基準A項目を満たす出来事に対して，基準B～F項目に関する
症状，および退行に関する症状の質問を行い，その頻度と強度について5段階
評価を行う。DSM-Ⅳに含まれていない8つの関連症状，すなわち，行動ある
いは行動しなかったことへの罪責感，生き残り罪責感，恥辱感，周囲に対する
注意の減退，現実感喪失，離人感，愛着行動の変化，外傷特異的な恐怖につい
ても5段階評価を行うことができる。視覚的にわかりやすいように，図解入り
の頻度・強度評価シートが用意されている。回答の全般的な妥当性，全般的重
症度，全般的な改善度も同じく5段階で評価する。最後に，気分が悪くなった
ときにどんなことをしているかという対処行動をたずねて，面接を終える。こ
れは正確なPTSDの診断が行える尺度であるが，子どもに各々の症状につい
て頻度と強度とをたずねるものであり，施行時間も45分～2時間以上と長い

ため，利便性が高いとは言いがたい。日本語訳は，田中，大澤らが行っている（2015 年に DSM-5 に準拠した CAPS-CA が公開されており，兵庫県こころのケアセンターでは，現在，日本語版を作成中である）。

2. 子ども用外傷後ストレス障害反応指標 (Children's PTSD-Reaction Index：CPTS-RI) [14, 16, 26]

CPTS-RI は子どもの PTSD を評価する尺度として，長年にわたり世界的に広く使用されている。20 項目からなり，8 歳以上には自記式質問尺度として用い，8 歳より幼少の子どもには半構造化面接尺度として用いる（年齢の下限はない）[16] 再体験，回避・麻痺，過覚醒症状，罪悪感，身体症状に関した症状について，「全くなし（0）」から「ほとんどいつも（4）」までの 5 段階評価を行うものである。これまで，暴力的な状況や災害にあった子どもを対象とした報告などがある。質問項目に，DSM-Ⅳのすべての基準が含まれているわけではないため，PTSD の診断を行うことはできないが，総合得点と単回性のトラウマ体験後の PTSD の重症度とは関連がある [4, 11]。日本では，菅原ら [26] がこの尺度を用いて阪神・淡路大震災で被災した子どもたちの調査を行っている。

なお，UCLA 外傷後ストレス障害インデックスは，この尺度を改訂した形であり，DSM-5 版 UCLA 外傷後ストレス障害インデックス（PTSD-RI-5）が兵庫県こころのケアセンターで作成されている [21]。

3. 改訂出来事インパクト尺度 (Impact of Events Scale Revised：IES-R) [2]

IES-R は，1979 年 Horowitz が開発した出来事インパクト尺度の改訂版である。単回性のトラウマ体験のある成人の PTSD 症状を評価する自記式質問尺度で 22 項目からなり，前 1 週間の再体験（8 項目），回避・麻痺（8 項目），過覚醒症状（8 項目）について，「全くなし（0）」から「非常に（4）」までの 5 段階評価を行う。藤森は，小学校 5 年以上であれば施行可能であろうと示唆している。スクリーニングのためのカットオフポイントは成人では 25 点以上である。日本版は飛鳥井が作成しており，一般成人で 2 週間後の再テストにおいてスピアマン順位相関係数 0.86，一般成人および中学生対象者での Cronbach α 係数も総得点で，それぞれ 0.94，0.90 と信頼性が確かめられ，内

58　第Ⅰ部　アセスメントと診断

部一貫性も問題はなかったと報告している[2]。

4. 子ども用トラウマ症状チェックリスト（Trauma Symptom Checklist for Children（TSCC）[11, 14〜16]

　TSCC は，8 〜 16 歳の子どもを対象に，トラウマおよび虐待の影響を評価するための自記式質問尺度である。54 項目からなり，怒り，不安，抑うつ，解離，外傷後ストレス，性的関心に関連した症状について，「全くない（0）」から「ほとんどいつも（3）」までの 4 段階で評価を行う。また症状を否認する傾向を評価するスケールと，症状項目への過剰反応に関するスケールからなる妥当性スケールもある。DSM- Ⅳの PTSD の診断基準に基づいて作成されたわけではないため，診断を行うことはできないが，多くのデータに基づいて標準化がなされており，反復性の外傷体験後の症状の特徴と経過をみるのに優れている[4, 11, 16]。日本語版の試訳は西澤が行っており，性的関心の評価を除く 44 項目バージョンを用いて，養護施設入所中の子どもを対象とした研究を行っている[14]。

5. 子どもストレス反応調査（Parent Report of The Child's Reaction To Stress：PR-CRS）[4, 27]

　PR-CRS は，子どものストレス反応を養育者が観察して評価する養育者による自記式質問尺度である。79 項目からなり，DSM- Ⅳの PTSD 診断基準 A-1 および，基準 B 〜 D に関する症状，不安，うつ，前兆，生き残り罪悪感，自己非難，自己破壊的行動／思考，解離，反社会的行動，食行動の変化などについて評価を行う。DSM- Ⅳに準拠した PTSD 診断を行うことも可能である。総合得点は，PTSD の重症度を反映する。田中らが，簡略化した 28 項目からなる子どものストレス反応調査（改訂簡略版）を日本語に訳している。これは，各質問項目について 6 段階評価を行うものである[27]。PTSD と診断される確率の高い（ハイリスクな）対象をスクリーニングする基準値（カットオフ値）は，現段階は総得点 60 点が適当と考えられているが，今後の研究によって最適な基準値が変更される可能性がある。

その他の心理検査

　冒頭で記したとおり，発達途上で受けた心的外傷，特に虐待などの反復性のトラウマ体験は，記憶，人格形成や道徳性の発達に影響を与え慢性の経過をたどる可能性がある。そのため，必要に応じて知的・記憶などを含んだ認知機能検査を行ったり，SCT（文章完成テスト）やロールシャッハテスト・CAT（児童用絵画統覚検査）などの投影法を用いて人格や情動機能の評価を行う。また，子どもの問題行動を評価する尺度であるCBCL[8]もしばしば行われる。CBCLは，第1部の社会的能力尺度（13項目）と第2部の問題行動尺度（118項目）との2部からなっている。養育者が報告する形式であり[29]，さらに問題行動尺度は外向尺度（非行的行動，攻撃的行動）と内向尺度（ひきこもり，身体的訴え，不安／抑うつ）からなる。長く性的・身体的虐待を受け，PTSDを発症した子どもは，単回性の虐待体験のある子どもに比し，有意に内向尺度が高いとの報告がある[10]。

乳幼児期の心的外傷反応の評価

　8歳以下の子どもは，時間の概念が発達しておらず，また頻度の5段階評価などが難しいため[13]，7歳未満の子どもに適した信頼性・妥当性のある評価尺度は報告されていない。

　0～3歳児については，Sheeringaらが，乳幼児のPTSDの診断基準[24]を提案している（20頁参照）。DSM-Ⅳ診断基準の項目の多くは，心的状態を言語によって表現した主観的なものである。したがって，行動による表現が一般的な乳幼児の診断基準は，行動の評価を重視する項目に変更し，さらにすでに獲得した発達的スキルの一時的な喪失や新たな分離不安などの乳幼児特異的とされる症状項目を加えている。同じ著者は，この診断基準に沿った養育者への面接「乳幼児の心的外傷後ストレス障害半構造化面接と観察記録（Posttraumatic Stress Disorder Semi-Structured Interview and Observational Record for Infants and Young Children）」を提案している[24]。この面接は，養育者に予め外傷的な出来事のリストを示し，得られた出来事に対し，乳幼児のPTSD

の診断基準と DSM-IV の PTSD の診断基準の項目に沿った質問を行い，それ
ぞれ，0（なし）1（少し）2（はい）のいずれかで評価し，また具体的に，発
症日，頻度，症状の持続期間をたずねて記入する。最後に，日常の生活で，苦
痛や機能の障害を引き起こしているかどうかについて評価するために5つの質
問を行う。それは，①子どもの行動のために，家族が必要な外出や掃除などを
妨げられているか，②子どもの行動のために他の子どもたちとの遊びなどが妨
げられているか，③子どもの行動のために教師がイライラしたり，学校で問題
があると養育者に伝えたりするかどうか，④子どもの行動のために養育者が苦
痛を感じていることがあるか，⑤子どもの行動のために，養育者が子どもに対
して，否定的な感情を抱いているかを尋ねる。

まとめ

(1) 子どもの心的外傷後の反応は，発達段階とのからみ合いということも
あって，複雑で流動的である。正確な評価を行うためには，本人と養育
者からだけではなく，教師など多方面からの情報を得ること，認知的側
面から心理的側面にわたる広い領域の評価を，臨床面接（非構造化面接），
構造化面接，自記式尺度などの複数の手法を用いて行うことが必要であ
る。

(2) 現在わが国において，8歳以上の子どもの外傷反応の評価尺度として日
本語版作成が試みられているものは，DSM-IV に対応した正確な PTSD
診断を行う CAPS-CA，子どもの虐待など反復性トラウマ体験の影響を
評価する TSCC，子どものストレス反応を養育者が観察して評価する子
どものストレス反応調査（改訂簡略版）などがあげられる。しかし，十
分な信頼性・妥当性が報告された尺度はまだないのが現状である。

(3) 言語で十分表現できない子どもの外傷反応の評価については，描画を介
した Pynoos の技法を，乳幼児（0～3歳）については，Sheeringa ら
の診断基準と養育者の面接技法を紹介した。しかし，発達段階特有の外
傷反応や評価については，今後も症例の集積や多くの実証研究が必要と
思われる。

おわりに

  米国児童青年精神医学会のPTSDの診断と治療の基準[5]の中で,PTSDを診断するには臨床面接がまず第1に行われるものであり,標準化面接や評価尺度は,診断に際して必須のものではないとされている。

  しかし,子どものPTSD実証研究を発展させていく上で,評価者間の差を少なくするために,子どもが理解できるような適切な表現を用いた信頼性と妥当性を備えた尺度を併用して,より正確な診断を行うことは重要である。今後も,正確な子どもの外傷反応の評価を行うために,子どもが理解できるような表現を用いて,妥当性・信頼性を備えた外傷反応を測定する尺度をめざした研究が進められる必要があると思われる。

文 献

1) American Psychiatric Association: Diagnostic and Statistical Manual of Mental Disorders, 5th edition (DSM-5). Washington, D. C., 2013.

2) Asukai, N., Kato, H., Kawamura, N., et al.: Reliability and validity of the Japanese-language version of the impact of event scale-re-vised (IES-R-J); Four studies of different traumatic events. J. Nerv. Ment. Dis., 190; 175-182, 2002.

3) 飛鳥井望:CAPS(PTSD臨床診断面接尺度)日本語版の尺度特性. トラウマティック・ストレス, 1; 47-53, 2000.

4) Carlson, E. B.: Measures of trauma and trauma responses for children: (ed.), Carlson, E. B. Trauma assessments. Guilford Press, New York, 241-262, 1997.

5) Cohen, J. A., Bernet, W., Dunne, J. E., et al.: Practice parameters for the assessment and treatment of children and adolescents with posttraumatic stress disorder. J. Am. Acad. Child Adolesc. Psychiatry, 37; 4-25, 1998.

6) Edelbrock, C., & Costello, A.: Structured interviewsfor children anda dolescents: (ed.), Goldstein, G., & Herson, M. Handbook of psychological assessment, 2nd ed. Pergamon, New York, 308-323, 1990

7) Foa, E, B., Johnson, K. M., Feeny, N, C., et al.: The Child PTSD Symptom Scale; A preliminary examination of its psychometric properties. J. Clin. Child. Psychol., 30; 376-384, 2001.

8) 井潤知美, 上林靖子, 中田洋二郎:Child Behavior Checklist/4-18 日本語版の開発. 小児の精神と神経, 41; 243-252, 2001.

9) Kaufman, J., Birmaher, B., Brent, D., et al.: Schedulefor affective disorders and schizophrenia for school-age children-present and lifetime version（K-SADS-P1）; Initial reliability and validity data. J. Am. Acad. Child Adolesc. Psychiatry, 36; 980-988, 1997.

10) Kiser, L. J., Hetson, J., Millsap, P. A., et al.: Physical and sexual abuse in childhood; Relationship with post-traumatic stress disorder. J. Am. Acad. Child Adolesc. Psychiatry, 30; 776-783, 1991.

11) Mcnally, R. J.: Assessment of posttraumatic stress disorder in children. J. Consult. Clin. Phychology, 3; 531-537, 1991.

12) Nader, K.: Assessing traumatic experiences in children: (eds.)，Wilson, J., & Keane, T. M. Assessing psychological trauma and PTSD. Guilford Press, New York p.291-348, 1997.

13) Nader, K.: Assessing traumatic experiences in children and adolescents. Assessing psychological trauma and PTSD, second edition. Guilford Press, New York, 513-537, 2004.

14) 西澤哲：子どものトラウマのアセスメントに関するレヴュー．藤森立男編：災害の被災者の精神的回復過程に寄与する諸要因の研究．平成9年度〜11年度文部省科学研究費補助金研究成果報告書，91-103, 2000.

15) 西澤哲，中島健一，三浦恭子：養護施設入所中の子どものトラウマに関する研究—虐待経験とTSCCによるトラウマ反応の測定—. 日本社会事業大学社会事業研究所，東京，1998.

16) Ohan, J. L., Myers, K., Collett, B. R.: Ten-year review of rating scales. IV; Assessing trauma and its effects. J. Am. Acad. Child Adolesc. Psychiatry, 12; 1401-1422, 2002.

17) Perrin, S., Smith, P., & Yule, W.: Practitioner review: The assessment and treatment of posttraumatic stress disorder in children and adolescents. J. Child Psychol. Psychiatry, 41; 277-289, 2000.

18) Praver, F., Digiuseppe, R., Plecovitz D., et al.: A preliminary study of a cartoon measure for children's reactions to chronic trauma. Child Maltreatment, 5; 273-285, 2000.

19) Pynoos, R. S., & Eth, S.: Witness to violence; The child interview. J. Am. Acad. Child Adolesc. Psychiatry, 25;30 6-319, 1986.

20) Pynoos, R. S., Steinberg, A., Goenjian, A.: 幼少期・思春期のトラウマ性ストレス—近年の進展と現在の論争—. 西澤哲監訳：トラウマティック・ストレス．誠信書房，東京，p.391-419, 2001.

21) Saeko Takada: Feasbility and psychometric properties of the UCLA PTSD reaction index for DSM-5 in Japanese youth: A multi-site study. Asian Journal of Psychiatry, 33; 93-98, 2018.

22) Saigh, P. A.: Assessment of PTSD in children and adolescents: (ed.)，Silva, R. R. Posttraumatic stress disordrs in children and adolescents. W. W. Norton & Company,

New York, 202-217, 2004.

23） Saxe, G., Chawla, N., Stoddard, F. et al.: Child stress disorders checklist; A measure of ASD and PTSD in children. J. Am. Acad. Child Adolesc. Psychiatry, 42; 972-978, 2003.

24） Scheeringa, M. S., Zeanah, C. H., Myers L., et al.: New findings alternative criteria for PTSD in preschool children. J. Am. Acad. Child Adolesc. Psychiatry, 42; 561-570, 2003.

25） 清水隆峰：子どもの PTSD． 松下正明編：臨床精神医学講座 外傷後ストレス障害（PTSD）． 中山書店， 東京， 215-221 2000.

26） 菅原圭吾：阪神大震災による児童生徒に対する心理的影響の報告　直接面接の結果より（会議録）． 児童青年精神医学とその近接領域 , 37; 452-453, 1996.

27） 田中　究，冨永良喜，森　茂起：子どもストレス反応調査（改訂簡略版）． 金　吉晴編：心的トラウマの理解とケア． じほう， 東京， 2001.

28） Terr, L.: Children of Chowchilla: A study of psychic trauma. Psychoanal. Study Child, 34; 547-623, 1979.

29） 戸ヶ崎泰子 , 坂野雄二：児童期・思春期の問題行動の評価―Child Behavior Checklist（CBC1）日本版による診断と評価―． 季刊精神科診断学, 9; 235-245, 1998.

4

子どものトラウマ反応
—身体症状を中心として—

舟橋敬一

　トラウマ反応と身体症状の関係を考えるとき，2つの方向性がある。1つは，身体症状，それをきたす身体疾患とその治療経過がトラウマとなってさまざまな症状を起こすもの。もう1つは，トラウマ反応の1つとして身体症状が現れるものである。

　この稿ではまず，身体疾患とその治療過程がトラウマ体験となりうることを提示し，その予防のための留意点を示す。その後，Terr [9] にしたがって，子どものトラウマの特徴を概観したのち，トラウマ反応としての身体症状に関して述べる。

トラウマ体験としての身体疾患

　外界からの脅威はその人の能力と人間関係からのサポートで扱いきれなくなったときにトラウマとなる。Terr [9] は，子どもにとって出来事がトラウマとなるためには，子どもが危険な状態にあることを認識していること，子どもが極度の無力感を感じていること，外傷的な記憶を保持していることが必要であると考えた。

　重症の身体疾患において，その発症から治療の過程はこの定義に当てはまる側面を持つ。例えば，ある日突然，歩けなくなり，それまでの生活と一瞬にして切り離されてしまう。繰り返し激しい痛みに襲われて，なすすべがなく，いつそれが来るのかとおびえながら生活するなど，症状自体ストレスフルであるが，それが何であるか，これからどうなるのか理解できず，それに対してなすすべがないことがトラウマ体験となる。重症の身体疾患の場合，さらに問題を複雑にさせる要素がいくつかある。病院に行って検査をするが，検査自体が非

常に痛かったり不快だったりする。しかも，必ずしもすぐに結果がわかるわけではない。そして，守ってくれるべき両親も同じストレスにさらされて，不安をあらわにしている。そのようななかで，生命に危険があると思われている疾患，例えば白血病の診断がなされる。また，治療可能な疾患であっても必ずしもその医療的な処置や経過は楽ではない。生命を守るために身体を傷つけざるを得ない場合もあるだろう。苦しい治療をしているが，なかなか症状は良くならないこともある。子どもが理解するにはあまりに多くのことが起こり，不安はさらに大きくならざるを得ない。また，入院中は家族と離れることを余儀なくされることもある。幼稚園や学校を休んで，友達と会えない状態が続くと，本人の社会的位置づけは非常に限られたものとなる。同じ状況の児がそばにいることは助けになる場合もあるだろうが，一緒に入院している他の児が悪くなれば，自分もそうなるのではないかとおびえ，良くなれば，自分だけ悪い状態のままであるように考えるという側面もある。また，これらの治療過程で，障害を遺すこともある。これを受け入れるのは大変な作業となる。そして，一度良くなったようにみえたとしても，再発の恐れが（実際可能性が少なかったとしても）影のようについて回る。これらが，小児病院に入院している子どもたちに日常的に起こっていることである。

　これらのトラウマ体験をさらに複雑なものとしてしまうのは喪失体験である。愛着対象となるような大切な人を亡くしたということではないが，自己の身体の一部や感覚の喪失，役割の喪失が喪失体験となるのである。例えば，骨肉腫の治療で，下肢を切断したり，網膜芽細胞腫の治療で眼球の摘出を余儀なくされる場合など治療の必要性による場合もあるが，疾患によって障害を遺すことになった場合，子どもはいままでの自分のイメージをなかなか捨てきれないものである。こうした場合，トラウマを取り扱うことと同時に障害を持った自分を受け入れていく喪の作業を行っていく必要がある。肉親の死の服喪の作業との唯一の違いは喪の対象が自分自身の機能であるという点である。

　これらの視点が最もまとまった形で考えられてきた分野の1つは小児がんの治療だろう。小児がんの治療では，当初は生命を助けることのみが主眼であったが，治療成績が上がって多くの人が助かるようになるにつれて，低身長や認知機能障害などの二次障害を低下させることを考慮に入れた治療戦略となり，さらに，このトラウマとしての視点を持った心理的問題への対応が広く一般的

に考えられるようになってきた。

　2001 年までの 10 年間で行われた研究から，Taieb [8] らは小児がんの治療から長い年月がたっていてさえ，外傷後のストレス症状が本人で，2 ～ 20％，その親で 10 ～ 30％にみられると見積もられたと報告している。そして，客観的な医学的データよりも，生命への危機や疾病をどう受け止めたかという主観的評価のほうがストレス症状への寄与は大きく，小児がん治療における心理的介入に，トラウマ反応としての理解と介入が必要であると結論づけている。

　ここで，親の方が外傷後のストレス症状の頻度が高いが，これをそのまま受け取るわけにもいかない。というのは子どもたちがそれらを言葉として表現できずに，身体症状として表わしている可能性があるからである。

　Erickson [1] らは，40 人の小児がんからのサバイバーへのインタビューから，身体症状が，PTSD スコアと正の相関を持ち，一般的適応状況と負の相関を持つことを示して，表現されないトラウマ関連の困難に気づくために身体症状に気をつけることの大切さを述べている。

　これらのケースの場合，身体疾患によるトラウマ体験が原因となって新たな身体症状に表現されていることになっており，現れている症状は複雑なものとなる。

　また，現在国内でも積極的に行われている生体肝移植，腎移植などの移植医療に関してもトラウマ体験としての評価が報告されてきている。Mintzer [5] らは肝臓，腎臓ないし心臓の移植を受けて少なくとも一年以上たった 12 ～ 20 歳の思春期例 104 人を調査して，その 16％以上は PTSD の診断基準を満たし，プラス 14.4％が PTSD の 3 つの基準のうち 2 つを満たしたことを報告している。これらの症状と結びついているのは，小児がんの PTSD 症状の研究で示されているように，病気が客観的にどれくらい生命に危険があるかということよりも，主観的にその脅威をどのように評価しているかによるということであった。

　また，Young [10] らは小児臓器移植患者の養育者 170 人を調査して，うつと不安の尺度は高くなかったが，PTSD 症状は高かったことと，PTSD 症状と結びついていたのは養育者の報告する子どもの健康，移植が家族に与えた衝撃，養育者が医療従事者をどうみているかということであったと結論している。

　さらに，生体からの移植の場合，健康なドナーの身体的な負担を巻き込むので，さらに複雑な問題が持ち上がることになる。つまり子どもをケアする養育

者の立場と，ケアを必要とする患者の立場の二つの負担を担っており，より強く症状が出るものと考えられる。

病気による突然の生命を脅かす出来事がトラウマ体験となることは容易に想像できるが，この分野の研究が進むにつれて，生命を救うための医療的処置そのものがトラウマとして体験され，養育者や医療従事者が加害者として，受け止められる場合のあることがわかってきている。

小児がんや移植医療のようにまとまった研究にはなりにくいが，重症な身体疾患の発症から治療の過程にはトラウマ体験となりうる状況が編みこまれて，込み入った症状形成をすることがある。症例を示す。

【症例】16歳女性　難治性多発筋炎

原病の治療抵抗性と原因不明の嘔吐があり，他院から当センターに転院となった。治療経過中，検査データは改善してきているのに，歩行不能の症状の改善はみられず，リハビリテーションが進まなかった。原病は明らかに多発筋炎であるが，身体所見と日常生活の観察から，転換性障害の要素もあることがわかった。また，嘔吐に関しては，当初は口にものを入れれば，吐き出してしまい，鎮吐剤も全く無効であったため，十二指腸チューブでの栄養を必要とした。

話を聞くなかで，発病当時の様子が語られた。初発症状は下肢の痛みであった。何度か整形外科を受診したが，レントゲン上異常なしで，周囲からは励まされるのみであった。痛みの増強と，歩行困難があり，何度か病院に行きたいと言ったが，「検査」で異常がなかったから頑張りなさいと言われて，取り合ってもらえず，学校からの帰り道，一歩も歩けなくなって，ようやく前医を受診。多発筋炎の診断を受けた。もともと自分の学力レベルから考えると低い高校ではあったが，サッカーをしたくて今の高校を選んだ。ところが，体が思うように動かなくなって，サッカーどころではなくなった。さらに，学校を長期休んだ後の学力テストで下位の成績。とても彼女の許容できるものではなかった。その後，嘔吐症状が出現した。周囲（特にわかってほしかった両親）の理解とサポートが得られていない状況に，不安やさみしさ，強い怒りを感じたであろうことは想像するに余りあるが，彼女はこれらのことを微笑みながら，淡々と語った。

原因がわからないなかでの歩行不能への病状進行という不安状況。周囲から

のサポートが期待できなかったこと。さらに，彼女の社会的居場所，ポジションからの脱落を感じたことがこの症状の現れ方に影響を与えていると考えられる。

治療体験がトラウマとならないために

身体疾患に限らず，強いストレスから本人を守るのは，家族を中心とした本人を支える安定した人間関係と本人の育ちであろう。それが維持されるように，家族が安心して本人を支えられるような，本人が自らの力を出していけるようなサポートが必要となる。

留意点として，安全と居場所の確保，主体性の維持と自己効力感の育成を挙げたい。

1. 安全と居場所の確保

本人が幼ければ幼いほど，養育者の安心が本人の安心になるが，重症な身体疾患を持った子どもの家族は危機的な状態になることが少なくなく，離婚ケースもみられる。データからも養育者は本人と同等かそれ以上に PTSD 症状をきたしうる。本人の安心の確保には家族単位でのケアが必要になる。

安心した養育者がそばにいることが，不安を軽減する。不安が強くなりそうなとき，例えば，病気，治療の説明のときや手術に臨むときなど，必ず養育者にそばにいていただく。安心感を与えるのは，必ずしも人間関係のみではない。慣れ親しんだものは何であれ，安心感を与えてくれるものである。なじみのぬいぐるみにそばにいてほしい子どももいるかもしれない。

乳幼児の場合は養育者との関係が人間関係のほとんどすべてであるが，幼児期以降徐々に友達，学校での勉強，本人独自の活動が社会的役割を構成しており，本人の人間としてのあり方を形作っている。病気の治療のために，それらはどうしても後回しになってしまうが，できる限り人間関係，活動の接点を維持して本人の社会的なあり方を保つ，あるいは作っていくことを考える。

2. 主体性の維持と自己効力感の育成

医療従事者の役割を説明すると同時に治療のなかでの本人の役割を伝え，で

きる限り治療に主体的に積極的に関わってもらう。薬を飲むこと，痛かったら知らせてくれること等が役割にあたる。そこからさきは医療従事者の責任であることを伝える。

　発達段階を考慮して，病気のこと，治療のこと，これから起こることと，それに対してできることを説明する。苦痛な体験はもちろんつらいが，理解できないことが起こることと，それに対して対処の仕方がわからないことがもっとも子どもを不安にする。一回の説明では理解できないかもしれないので，状況に応じて繰り返し説明する必要があるだろう。治療は長期にわたり，養育者は保護的になりがちであるが，このことは本人から主体性を奪い成長の機会を逸してしまうという側面を持つ。生活にはさまざまな制限が課せられるかもしれないが，可能な限り，本人ができることを自分でやっていく機会を作ることは発達の保障になる。

トラウマ反応

　まず，一般的な子どものトラウマ反応について概観したのち，身体症状の現れ方に触れる。

　Terr[9]は子どものトラウマ反応にみられる4つの特徴を指摘している。つまり，視覚化などによってトラウマ記憶を繰り返し知覚すること（visualized or otherwise repeatedly perceived memories of the traumatic event），反復的な行動（repetitive bihaviors），トラウマに特異的な恐怖（trauma specific fears），そして，人，人生や将来に対する態度の変容（changed attitudes about people, life, and the future）である。幼い子どもであっても，トラウマ体験の記憶は視覚優位に刻み込まれており，それが何度も何度も反復的によみがえってくる。このようなフラッシュバックはよくみられる侵入症状の1つであるが，大人にあるような突然の侵入的な現象というより，白昼夢的な要素を持つ。つまり正常な子どもでも持っているこころを空っぽにする時間をトラウマによる視覚的な記憶が占めてしまうのである。そのなかで記憶は何度も繰り返されることになる。

　反復的な行動とは，トラウマ体験と結びついた行動を繰り返すことであ

る。前言語期である0～1歳ごろにトラウマを体験すると，言語能力が備わった年齢になっても言葉として表わされることはなく，行動のなかに表現されることが多いと言われている。言語期に入っても，トラウマ体験の後で体験の再演といえる行動が遊びのなかに現れることが観察されており，ポストトラウマティック・プレイと呼ばれる。これは通常の子どもの遊びと異なり，内容にもほとんど変化はみられないまま，強迫的に長期間繰り返される。このポストトラウマティック・プレイは不安を軽減させず，むしろ強化する。トラウマを受けていない子どもたちがこのポストトラウマティック・プレイに巻き込まれることもある。

トラウマに特異的な恐怖とは，トラウマ体験に関連した事項や刺激に対して示す強い恐怖反応である。交通事故にあった子どもが車を怖がるのがその例であるが，この恐怖反応はその刺激が実際のトラウマ体験とどの程度類似しているかによって，強さが変わってくる。つまり，交通事故後に車に対して恐怖反応を呈する場合，同じ車でも，同じ色やタイプの車により強い恐怖反応を示すようになるのである。トラウマを受けたものを苦しめる恐怖には二種類あって，1つはこのトラウマに特異的な恐怖であるが，もう1つは暗がりや，1人でいることへの恐怖であり，養育者へのしがみつきが強くなり，分離不安障害をきたす者もいる。

人，人生や将来に対する態度の変容とは，全く予測がつかず，コントロールできなかったトラウマ体験を通して，それまでうまくいくと信用していた人，人生や将来に対して，過度の不信を抱いてしまうことである。極端なものは，人間なんか信用できないということになるし，自分の人生にいいことなんか起こらないという信念になる。

以上は子どものトラウマに共通してみられる特徴であるが，Terr[9]は子どものトラウマ体験を単回性のタイプ I と反復継続性のタイプ II とに分類している。それによっておこるトラウマ反応が大きく異なるからである。

タイプ I のトラウマ体験の特徴は，詳細にわたる大量の記憶（full, detailed memories），前兆（omen），誤認知（misperceptions）である。大人なら受け入れることができず，否認してしまうような経験に対しても，単回性のものであれば，子どもは全面的に直面し，詳細な記憶を保存し，他者に表現する。しかもこの記憶は年を経てもほとんど変化しない。しかし，そのトラウマ体験が

繰り返されるようになると，その事実を否認するようになるのである。

オーメンとは前兆の意味である。トラウマ体験の直前に起こった出来事や自分が考えた思考をトラウマと関連づけ，それによってトラウマ体験が起こったと考えることである。「弟とケンカして，バカって言ったから，弟が病気になって入院してしまった。」といった思い込みはよく聞かれる。トラウマを体験した子どものなぜ起こったか？　という問いへの回答がオーメン形成であって，どうしようもなかった出来事を自分のコントロール下に置くことができたことにしてしまう，そうしてある種の安心を手に入れる役割がある。Terr [14)]は端的に罪悪感を持つことで恥辱感を覆い隠すと表現し，自律性の獲得が人の発達のなかで非常に重要な位置を占めることを指摘している。

誤認知とは，トラウマ体験の誤った認識である。特に顕著なのが，時間の歪曲であって，短時間の出来事を長く感じていたり，長時間の出来事を一瞬と感じていたりすることが起こる。呼吸が苦しくなって，救急車が来るまでの間，数分間が何時間にも感じることがこれにあたる。また，順序の歪曲も多く，トラウマ体験の後に起こったことを，体験以前に持ってくることがある。

タイプⅡトラウマの特徴は，否認と麻痺（denial and numbing），自己催眠と解離（self-hypnosis and dissociation），怒り（rege）である。

タイプⅡのトラウマの場合には，その体験の記憶はストーリーとして統合されず，記憶の断片のままで存在し続ける。トラウマ体験が繰り返されると，そのことに関して，口を閉ざし，まるで何もなかったかのようにふるまうのである。虐待が原因で養護施設に入所となった子どもで，10年以上の歳月を経てようやく，幼児期の虐待体験を口にする子どもは珍しくない。

痛みや寒さなど実際の感覚に関する鈍麻もみられるが，共感性，情動の麻痺といった状態が観察されることが多い。

類催眠状態あるいは解離は虐待を受けている子どもが，その行為が行われている間，意識をどこか別の場所に飛ばしてしまったり，あまりに苦痛を伴う体験を自分の記憶に統合しないで自分に起こったことではないように位置づけるときに起こる。これらは長期の虐待環境下で生活するための適応的方法であると考えられる。具体的な症状としては，重要な出来事を覚えていなかったり，思い出せない。ぼんやりして，夢を見ているかのように長時間過ごす。気分，性格，口調などが日により，時間により大きく変化する。赤ちゃんのようにふ

◉ 好評既刊書

面接技術としての心理アセスメント　臨床実践の根幹として
津川律子=著　　　　　　　　　　　　　　　　　　　　　　　　3000円

マインドフル・ゲーム　60のゲームで子どもと学ぶマインドフルネス
S・K・グリーンランド=著　大谷 彰=監訳　　　　　　　　　3000円

トラウマへのセルフ・コンパッション
D・リー　S・ジェームス=著　石村郁夫　野村俊明=訳　　　　3600円

カウンセリングテクニック入門　プロカウンセラーの技法30
岩壁 茂=編著　　　　　　　　　　　　　　　　　　　　　　2800円

友だち作りのSST
自閉スペクトラム症と社会性に課題のある思春期のためのPEERSトレーナーマニュアル
E・A・ローガソン　F・フランクル=著　山田智子　大井 学　三浦優生=監訳　3800円

ジェノグラム　家族のアセスメントと介入
M・マクゴールドリック　R・ガーソン　S・ペトリー=著　渋沢田鶴子=監訳　4800円

精神療法 Vol.45 No.2
特集 生と死の交互作用
2000円

福山和女（編集担当）・藤井 薫・御牧由子・西田正弘・大曲睦恵・瀬藤乃理子・品田雄市・柳原清子・藤井美和・加藤 純・石井千賀子・山本 力・西原雄次郎・中村伸一・島薗 進

臨床心理学 Vol.19 No.2
特集 CBT for psychosis
　　　　——幻覚・妄想に対処する
1600円

石垣琢麿（編集担当）・菊池安希子・耕野敏樹・古村 健・砂川恵美・朝波千尋・甲田宗良・市川絵梨子・濱家由美子・西山志満子・杉浦久美子・江口 聡・西村大樹・橋柴陽子・吉田統子・野村照幸・下津咲絵・田中さやか・森元隆文・芳賀大輔

注文のご案内

最寄りの書店、医書店、大学生協、ネット書店よりご注文いただけます。
直接注文の場合は郵便振替用紙を同封してお届けします。
3冊まで送料350円となります。3冊以上のご注文の場合送料無料です。
商品到着後お振込をお願いします。

Ψ金剛出版　〒112-0005 東京都文京区水道1-5-16
電話 03-3815-6661　FAX 03-3818-6848　http://kongoshuppan.co.jp/

No.001

依存症

虐待

SBS：乳幼児揺さぶられ症候群

R・M・リース=著　溝口史剛=訳

法廷と医療現場で今何が起こっているのか？

虐待医学を牽引してきたロバート・リース医師の手による、このSBSをめぐるリアルな法廷劇は、読者を真実の探求の旅へと誘う。

3800円

実践 アディクションアプローチ

信田さよ子=編著

自助グループカルチャーから当事者研究、社会変動と新潮流をとらえる理論的考察やオープンダイアローグまで、パラダイムシフトの熱量に突き動かされた専門家と当事者が織り成す「アディクションアプローチ」を総展望する。

3200円

あなたの飲酒をコントロールする

W・R・ミラー　R・F・ミュノース=著　齋藤利和=監訳

効果が実証された「100か0」ではないアプローチ

飲酒をコントロールするための目標設定や飲酒の引き金の同定と対処など、具体策を網羅した「減酒・断酒を実行するためのガイド」。

2400円

お母さんのための アルコール依存症回復ガイドブック

R・オコーナー=著　今村扶美　松本俊彦=監訳

依存症（女性）当事者と家族が自分自身をケアし、生きている喜びを見つけるための「女性依存症者を想定した啓発的で貴重な本」。

2600円

メンタルヘルス

Q&Aで学ぶワーク・エンゲイジメント

島津明人＝編集代表
市川佳居 江口 尚 大塚泰正 種市康太郎 ほか＝編

できる職場のつくりかた

働きたくなる職場のつくりかたが今わかる・今できる！ ワーク・エンゲイジメントを高めて、社員が喜ぶ「働き方改革」しませんか？

2200円

心理療法

統合的心理療法と関係精神分析の接点

P・L・ワクテル＝著
杉原保史＝監訳
浅田裕子 今井たかか＝訳

循環的心理力動論と文脈的自己

ワクテル自らが、これまでに発表した論文を加筆修正し、統合的な理論である循環的心理力動論の特徴と最近の発展を明瞭にする論文集。

5000円

自尊心を育てるワークブック[第二版]

G・R・シラルディ＝著
高山 巖＝監訳

あなたを助けるための簡潔で効果的なプログラム

大幅改訂による[第二版] 全米で八〇万部を超えるベストセラー！ 健全な自尊心を確立するための段階的手順を紹介した最良の自習書。

3200円

発達障害

思春期・青年期 トラブル対応ワークブック

小栗正幸＝著 特別支援教育ネット（制作委員会）

発達障害・愛着障害・被虐待経験……「読んでわかる、知ってできる」配慮が必要な人へのさまざまなトラブルに対処する"虎の巻"。

2400円

書籍案内

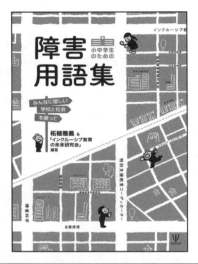

障害に関する大事な内容をコンパクトに解説!

小中学生のための
障害用語集

みんなに優しい学校と社会を願って

柘植雅義&「インクルーシブ教育の未来研究会」=編著

本書は「障害」に関する大事な内容を集め
小・中学生向けに
平易かつコンパクトに説明したものである。
付録に人物紹介・全文ルビ付き。

発達障害 A5判／並製／2200円

Ψ金剛出版

価格はすべて税抜きです

るまう。自傷行為があるが覚えていない。誰か，空想の友達と話している等の独り言がみられるといった症状がみられる。

　もう一つの特徴は怒り（rage）の存在である。Terr は，本来は信頼感が存在する場所に激しい怒りが入り込んでしまうという。そして，この怒りはいろいろと形を変えた行動として表現される。方向性のはっきりしない怒りを抱えていると考えると理解しやすい。怒りは本来の対象ではなく，さまざまなきっかけをとらえて，置き換えられた対象への攻撃的行動として現れる。あるいは，本来の対象から過剰に一般化されて，関係のない対象を巻き込んだ攻撃的行動として現れることもある。

　被虐待児が怒りを表現する病理的方法として，攻撃者との同一化，弱者への残虐な行為（極端な場合は虐待された子どもが虐待する親となる），受動的な位置への習慣的退却（被害化の再現），普段は適応的な生活をしていても欲求不満が高じたときに自己破壊的行動を示すことが挙げられている。

　実際，虐待を受けた子どもたちには，怒りや扱いきれない感情が高まったときに，幼少期からの自傷行為が観察され，Terr はこれを怒りが自分に向ったものとしている。自傷行為としては，乳幼児期であれば，自分の頭を壁や床などに繰り返しぶつけたり，自分の手や腕などを激しく噛んだりする。思春期以降には手や腕などを刃物で切ったりすることがみられる。

年代ごとのトラウマ反応の特徴

　子どものトラウマ反応は身体症状や行動上の変化として現れることが多く，その上，発達段階や周囲との関係によって，違いがみられる。言語化は幼い子どもには制限があるし，小学生くらいになっても起こったことは断片的にしか語らなかったり，話すことが，加害者によって禁止されていたりする。また，子ども自身がそれを悪いことと思っていたりして語られないまま過ごすこともある。

　前言語期の子どもたちは苦痛を身体症状やトラウマ体験と結びついた行動によって表現する。食べない，飲まない，吐いてしまうといった食事の問題や，眠れない，夜泣きがひどい。泣き続けてなだめることが困難になったりする。比較的なじみの場所でも，周りの物事に興味や関心を持った探索的な行動は減

少し，見知らぬ人を著しく怖がるようになる。しがみつきが非常に強くなる。攻撃性が増えることに気づかれる可能性もある。

　言語を獲得した幼児においては，怒り，悲しみなどのさまざまな情動を表現しようとする。しかもその情動は非常に激しく，めまぐるしく変化する。一度獲得したはずの，言語能力，食事，排泄の習慣を失うこともある。分離不安はよくみられる。養育者の保護を受けるための退行としてまとめられるかもしれない。頭痛，腹痛などの身体症状を訴えることも多い。トラウマに関連した恐怖もみられ，ポストトラウマティック・プレーは典型的である。

　学童期は攻撃的な方向に向かう場合もあれば，引きこもりの方向に向かう場合もある。死の恐怖，分離不安，同じ出来事がまた起こるのではないかという恐怖は，よくみられる。魔術的な考え，オーメンに帰することは幼い子どもに特徴的である。悪夢や睡眠障害もよくみられる。子どもの場合，タイプⅠのトラウマでは否認は多くない。大人に比して，麻痺と感情の抑制はあまり報告されていない。

　小児期に虐待を受けると愛着形成を妨げるため，愛着形成から内部作業モデルをもとにして，発達してくる自己の感覚，自己のコントロール，共感性，感情の理解が育たない。また虐待環境下で適応できるように，多動，衝動性や攻撃性を身につけていく。そのため，出来事に対する反応というより，発達，人格の形成不全というべき多彩な症状を呈することになる。さまざまな診断名が併記される被虐待児・者に対する病像の整理が試みられている。複雑性 PTSD [13] としてまとめあげられた特徴は，①全体主義的な支配下に長期間服属した生活史，②感情制御変化，③意識変化，④自己感覚変化，⑤加害者への感覚の変化，⑥他者との関係の変化，⑦意味体系の変化であって，時間をかけて形成された人格レベルの問題であることがわかる。また，van der Kolk [11] が disorders of extreme stress としてまとめた概念も同様であるが，①情動と衝動の制御困難，②注意・記憶の困難，③自己感覚における困難，④人間関係の困難，⑤身体化，⑥意味体系における困難を特徴とし，身体化症状も特徴の１つとして含めている。

　トラウマ反応として，身体症状の報告は少なくない。Gupta [2] は心的外傷でさまざまな皮膚症状が起こりうることを記しており，トラウマティックな経験の一部をなす皮膚感覚のフラッシュバック，過剰な発汗やもともと持っている

皮膚疾患の増悪などにみる自律神経の過剰反応，鈍麻や痛み，他の医学的に説明できない皮膚症状などの転換症状，抜毛症などの皮膚に対する自傷行為などをあげている。

また，Leserman ら[4]は，消化器科を受診した女性に対して，インタビューをとってみると，虐待経験を持った人に以下の多岐にわたる症状が多かったことを報告しているが，動悸，しびれ，息切れといったパニック症状や，不眠，食欲不振といった抑うつ症状，頭痛，筋肉痛といった筋骨格系の症状，帯下，骨盤痛，性交痛といった泌尿生殖器系の症状，発疹などの皮膚障害，鼻閉などの呼吸器系の症状と多岐にわたる。

Rimsa ら[6]は，72 人の性的虐待を受けた小児思春期例を調べて，48 名（67％）に身体的，心理的反応がみられたことを報告しており，最も多い症状は排尿困難，帯下，慢性腹痛であった。これら身体症状の頻度と関係しているのは虐待児の年齢と虐待期間であって，虐待や加害者の種類ではなかった。

身体化障害の患者と大うつ病の患者を比較して，Spitzer ら[7]は小児期の性的虐待が，身体化障害に関する重要な予測因子となっていたことを報告しており，また，Jepsen ら[3]は小児期に性的虐待を受けて PTSD 症状をきたしている成人に関して，身体化障害を合併している者のほうが，より苦痛が強く，治療反応性が悪いことを指摘している。

これらの報告にみられるようにトラウマ反応に関連した身体症状は多岐にわたるが，大きく 3 つに分けられるだろう。

1 つ目は，身体症状が Terr のいう心理生理的再現である場合である。これはトラウマ体験時の感覚や感情がフラッシュバックしているもので，トラウマ経験を想起する状況や，何らかのストレスに惹起されてこのような再体験が起こりうる。受傷した場所の痛み，あるいはしびれなどがこれにあたる。いわば身体の記憶である。あるいは，トラウマ体験のときに抱いた希望が再現される場合もある。身体的虐待や性虐待体験時の麻痺はその例である。しかし，痛みなど感覚を感じないなどの症状は日常生活に支障をきたす可能性があり，そのことが医療につながるきっかけになることがある。

2 つ目は，不安，恐怖の表現として，非特異的に起こっている場合で，乳児期の嘔吐，不眠などもこれにあたる。自律神経の過剰反応として説明される部分も多い。腹痛，頭痛の訴えなどは，心身が未分化であり，また，身体感覚の

統合も十分に行われていない幼児期には前面に出てくる症状になるかもしれない。

3つ目はトラウマ体験から身体化障害，解離性障害，転換性障害の診断がつく程度に症状の固定した状態である。

トラウマ反応としての身体症状と考えることの重要性は，その症状がより大きな精神的な問題，ひょっとしたら解決を必要としながらも隠されているかもしれない問題の唯一表に顔をのぞかせている症状である可能性があること。そして，身体症状のコントロール自体に心理的アプローチを本質的に必要とすることである。

以上は，身体化の要素が大きい身体症状であるが，トラウマを受けた子どもは実際の内科疾患にかかりやすいこと，成人して，がん，心疾患，糖尿病にかかる率が 10 〜 15％高いという報告もある。つまり，トラウマの影響で，生理的状態も恒常的に変化してしまうということであろう。

トラウマ反応の神経生物学的基礎 [12]

一般的なストレスによる身体症状は脳から自律神経系，視床下部下垂体副腎系統の内分泌系の関与で説明されているが，それが慢性的に起こっている状態であるといえる。実際，被虐待児において報告されているのは，交感神経の活動レベルが高いこと，ベースラインのカテコラミンレベルが高いこと，迷走神経の調整能力が損なわれていることなどといった自律神経系の変化，コルチゾールレベルが高いことなどの視床下部下垂体副腎系統の変化，そして，神経系の変化である。しかも，脳の変化は永続的である。

Teicher [15] は，側頭葉てんかんの発作でも，さまざまな身体感覚や幻覚を生じることに注目した。側頭葉てんかんでは海馬，扁桃体にてんかん性放電がおこり，その結果，しびれ，痛みが突然起きたり，吐き気，紅潮といった症状を自覚したりする。既視感や，幽体離脱，あるいは幻覚などの感覚もみられる。子ども時代の虐待が辺縁系の機能障害をきたしたのではないかと考え，側頭葉てんかん発作チェックリストを使って調べたところ，子ども時代の虐待を受けた患者はそうでない患者に比べて，チェックリストの平均スコアは，身体的虐待を受けた人で，38％高く，性的虐待を受けた人では49％高かった。身体的，

性的両方の虐待を受けた人では113％も高かった。18歳以前に受けた虐待では
それ以後に受けたものに比して，影響が強く，男女差はみられなかった。また，
別の研究では，左側の脳波異常が多くみられることを報告している。

　脳画像の研究からは，子どものころに虐待を受けた成人の場合，左の海馬，
扁桃体のサイズが小さいという報告がある一方，その差は子どもの時期には現
れていないという報告もある。トラウマ体験は海馬，扁桃体に対して，ゆっく
りと影響を及ぼすようである。虐待によって，上昇した高濃度のコルチゾール
が海馬の委縮をきたすと考える研究者もいる。身体症状の一部を辺縁系の症状
と考えると，虐待体験が扁桃体，海馬に永続的な障害をきたして，そのために
起こってくる症状という関連を考えることができる。また，子ども時代に虐待
を受けた成人は楽しくも辛くもない中立的な記憶を考えているときには圧倒的
に左半球を用いており，嫌な記憶を思い出すときには右半球を使っていた。対
照群ではどちらのときも同程度，両半球を使っていた。対照群では両半球がう
まく統合されていると考えられる。左脳による言語化，意識化が入りにくいと
いうことを考えると解離症状の一部を説明できるかもしれない。この，左右の
脳のコミュニケーションの不全と関係がありそうなのは，脳梁の容量が小さい
ことである。虐待を受けた男児では脳梁の中央部が対象群に比して明らかに小
さい。このことに関して，男児ではネグレクトが，女児では性的虐待による影
響が最も強い相関が認められている。

　現段階では報告結果をキーワード的に合わせるのみであるが，変化のプロセ
スと症状形成のメカニズムが明らかになり，治療や予防に至ることを期待した
い。

　以上，トラウマ体験とトラウマ反応における身体症状を概観した。

　身体疾患とその治療はトラウマ体験となりうる。しかも，その発症には疾患
自体の重篤度よりも本人の受け取り方が関与しており，医療従事者はそのこと
を知って診断から治療過程に関わることが重要である。

　また，トラウマ反応として，さまざまな身体症状あるいはその訴えがみられ
る。複雑な経過を示す身体症状，身体化障害，転換性障害，解離性障害の背景
にトラウマ体験の可能性があることは意識しておきたい。

文　献

1） Erickson, S. J., & Steiner, H.: Trauma spectrum adaptation; somatic symptoms in long-term pediatric cancer survivors. Psychosomatics, 41; 339-346, 2000.

2） Gupta, M. A., Lanius, R. A., & van der Kolk, B. A.: Psychologic trauma, posttraumatic stress disorder, and dermatology. Dermatol. Clin., 23; 649-656, 2005.

3） Jepsen, E. K., Svagaard, T., Thelle, M. I., et al.: Inpatient treatment for adult survivors of childhood sexual abuse; a preliminary outcome study. J. Trauma Dissociation, 10; 315-333, 2009.

4） Leserman, J., Li, Z., Drossman, D. A., et al.: Selected symptoms associated with sexual and physical abuse history among female patients with gastrointestinal disorders; the impact on subsequent health care visits. Psychol. Med., 28; 417-425, 1998.

5） Mintzer, L. L., Stuber, M. L., Seacord, D., et al.: Traumatic stress symptoms in adolescent organ transplant recipients. Pediatrics 115; 1640-1644, 2005.

6） Rimsza, M. E., Berg, R. A., & Locke, C.: Sexual abuse; somatic and emotional reaction. Child abuse Negl., 12; 201-208, 1988.

7） Spitzer, C., Barnow, S., Gau, K., et al.: Childhood maltreatment in patients with somatization disorder. Aust. NZ. J. Psychiatry. 42; 335-341, 2008.

8） Taieb, O., Moro, M. R., Baubet, T., et al.: Posttraumatic stress symptoms after childhood cancer. Eur. Child Adolesc. Psychiatry, 12; 255-264, 2003.

9） Terr, L. C.: Childhood trauma; an outline and overview. Am. J. Psychiatry, 148; 10-20, 1991.

10） Young, G. S., Mintzer, L. L., Seacord, D., et al.: Symptoms of posttraumatic stress disorder in parents of transplant recipients; incidence, severity, and related factors. Pediatrics 111; e725-731, 2003.

11） Van der Kolk, B. A., Roth, S., Pelcovitz, D., et al.: Disorders of extreme stress; the empirical foundation of a complex adaptation to trauma. J. trauma stress, 18; 389-399, 2005.

12） Van der Kolk, B. A.: The neurobiology of childhood trauma and abuse. Child Adolesc. Psychiatric Clin. N. Am., 12; 293-317, 2003.

13） Herman, J. L.: Traum and recovery. Basic Books, New York, 1992.（中井久夫訳：心的外傷と回復. みすず書房，東京，1996.）

14） Terr, L.: Too scared to cry. Basic Books, New York, 1990.（西澤哲訳：恐怖に凍てつく叫び－トラウマが子どもに与える影響. 金剛出版，東京，2006.）

15） 日経サイエンス編集部編：脳から見た心の世界 Part 2. 日経サイエンス社，東京，2006.

第Ⅱ部
アタッチメントの観点を治療につなぐ

5

発達精神病理学からみた
トラウマとアタッチメント

山下　洋

背　景

　さまざまなストレスに曝露される子どもと家族の治療や支援において重要
な意義をもつ研究領域の1つとして発達精神病理学の寄与するところは大き
い。この研究領域では1970年代から現在まで，不適切養育，暴力，放任，貧
困などの小児期の逆境体験や社会的不利がもたらす精神保健の問題のリスクに
ついて多くの縦断研究が積み重ねられてきた。それらのライフスパンにおける
「連続性」について世代間伝達の概念が提唱されている。なかでも不適切養育
におけるリスクの世代間伝達を規定する重要な要因としてアタッチメントとそ
の障害が注目されてきた。一方，子どもと家族にとって逆境体験や社会的不利
は，トラウマの観点からは，急性・慢性の身体的・心理社会的ストレスに繰り
返し曝露されながら適応していく過程でもある。この過程への治療的介入にお
いて子どもの心的外傷の症状とそれらが心理社会的発達に及ぼす影響もまた予
後を規定する重要な要因である。

　不適切養育をめぐる発達経路における意義が検証されてきたアタッチメン
トとトラウマであるが，それぞれの臨床と研究の領域で新たな知見や概念が積
み重ねられている。そこで本稿ではまず不適切な養育を受けた子どもの精神保
健の問題を参照し，アタッチメントとトラウマの最近の知見を概観し，それぞ
れの関連について検討する。

不適切養育と子どもの精神保健の問題

　不適切な養育を受けた子どもにみられる情緒・行動の問題について，筆者が
関わる児童相談所における医療相談の現状を報告するとともに精神症状と精神
医学的診断について文献的に概観し，アタッチメントとトラウマの関与を検討
した。

　平成15～17年度のF市児童相談所344名の医療相談例（性比は2：1，平
均年齢11歳）のうち虐待通告例は127例であった。これらのDSM-Ⅳにもと
づく主な診断は，破壊的行動障害（以下DBD）が37名（29％）ともっとも多く，
下位分類は注意欠如多動性障害（ADHD）18名，反抗挑戦性障害（ODD）10名，
行為障害（CD）9名であった。ついで神経発達障害が34名（精神遅滞15例，
学習障害13例，広汎性発達障害6名）27％であった。それらに比較すると適
応障害や反応性愛着障害（抑制型RAD，脱抑制型DAD），心的外傷後ストレ
ス障害（PTSD）のストレス関連障害は，それぞれ9名，5名，4名と少なかっ
た。一方，自己制御の問題を主訴として特定の診断カテゴリーに位置づけられ
ず暫定的に情動制御障害とした事例が18例と多くみられた。

　RADの有病率は英国の貧困地域の一般人口への小学校を起点とする低学年
児（6～8歳）を対象とする教師への質問紙と親への電話面接の2段階の調査
では1.4％と低い頻度であった。一方で不適切な養育を受けた子どもたちのハ
イリスク・サンプルではRADは38～40％にみられるとの報告がある。本調
査でみられたハイリスクサンプルとしてはRADの診断の頻度は比較的低く不
適切養育と直接には関連しない診断が多い傾向は，医療相談例であるというサ
ンプル・バイアスや，調査の対象が主に学齢期から思春期の事例であるため愛
着行動やその障害の評価は困難であったこと，また不適切な養育状況に曝露さ
れてから長期間経過すると中核的な心的外傷後ストレス症状などストレス関連
症状は見えにくくなることによると考えられた。

　ついで平成18～19年度の相談例についてはRADの診断を受けた事例を調
査した。2名の医師による医療相談456例から主診断および副診断にRADが
含まれる14名を抽出し，年齢，性別，認知発達，RADの下位分類，併存障害，
心理・行動面の特徴について調べた。いずれも身体的虐待，性的虐待，心理的

虐待や養育機能不全が通所理由であり，相談時の年齢は平均 7.4 歳（3 〜 13 歳）
で 5 歳以下が過半数を占めた。性別は男児 5 例女児 9 例で，RAD の下位分類
は抑制型および脱抑制型が 7 名ずつで男児は全例が脱抑制型であった。主な併
存障害は破壊的行動障害 5 名（ODD，CD 4 名，ADHD 1 名），急性ストレス
障害および心的外傷後ストレス障害 3 名，神経発達障害 6 名（言語性・非言
語性 LD 3 名，特定不能の広汎性発達障害 3 名）であった。認知発達は WISC-
Ⅲで全検査 IQ が平均 94.8（82-106）で明らかなおくれはなかったが，個人内
差の大きい事例が多かった。Pritchett ら [10] は RAD の学齢期の子どもたちに
は受容性言語発達のおくれや語用論的障害，不器用さ，全般的な知能の低下
などがしばしば見られることを報告した。本調査での結果も RAD の多くに発
達障害特性を示唆する認知機能プロフィールが示された。これらの結果はま
た Gillberg [6] が ASD や ADHD と RAD が発達早期の段階では神経発達的検査
を行うと多くの神経心理学的症状を共有していることから提唱した神経発達に
関連する臨床検査の必要性を示唆する発達早期の症候群（early symptomatic
symptoms eliciting neurodevelopmental examination：ESSENCE）という診
断概念を支持している。また本調査の RAD の子どもでは多様な併存障害がみ
られた。この結果は併存診断の多さなどの「複雑性」が増加するプロセスは外
傷的出来事の体験の累積度によって最も予測されるという Cloitre ら [4] の成人
の複雑性 PTSD の仮説が学齢期のステージにも適用できることを示している。

　心理行動面では DAD 関連行動として，過度の親密さや注目を引く行動，つ
きまとい RAD 関連行動として感情表出の抑制や緩慢な行動などが挙げられ
た。その他にも笑顔で固まる，母親から後ずさる，しがみつきと噛みつき，過
度の世話焼きなど安全基地の歪みをしめす愛着障害行動 [3] や診断閾値下の破
壊的行動，注意や情動制御の問題，被虐待体験の再演と思われる行動，食事や
睡眠など自己調節の問題がみられた。これらは奥山 [9] が子どもの「臨戦態勢
がもたらす刺激弁別能力，自己調節能力の低下と攻撃性の増加」として考察し
た虐待を受けた子どもの行動上の問題と共通していた。一方武井ら [12] は被虐
待児の男児における破壊的行動障害，とりわけ ADHD に ODD や CD までを
併存する重症例の多さを報告し，重症化の背景に自尊心の低下と養育者の精神
保健の問題を指摘している。本調査の男児においても同様な特徴がみられ，加
えて低年齢での破壊的行動障害には脱抑制型の RAD との併存が多いことが示

された。亀岡[7] は思春期・青年期の被虐待症例の精神医学的問題について自責感や抑うつ，人格交代や退行状態，一過性の幻覚や激しい自傷行為など入院治療を必要とした複雑な病態を示す事例を挙げ，それらの背景にある PTSD 症状や解離症状を指摘している。奥山[9] は多様な行動障害の成因について未統合型アタッチメント・パターンの子どもの愛着対象への近接欲求とトラウマ回避の両方向の動因−行動システムが活性化している様相として考察している。同じく田中[13] も虐待と解離，未統合型アタッチメントの関連を養護施設入所児と家庭養育児との比較から指摘している。以上の報告をまとめると不適切養育とトラウマ，アタッチメントの関連は乳幼児期から青年期までの発達過程で，表現型としての精神症状や行動障害，認知機能のプロフィールは変化していくなかでも一貫してみられると考えられる。

アタッチメント分類と反応性アタッチメント障害の概念

不適切養育におけるアタッチメントの問題の重要性は前述した臨床経験からも明らかであるが，アタッチメント障害の診断概念や診断基準と臨床実践における評価の方法については，多くの議論があり改訂が重ねられている。特に最近の DSM-5 では，出版に向けてワーキング・グループで積み重ねられたエビデンスにもとづく議論を踏まえていくつかの転回がみられた。以下にそれらを要約する。

1. ストレス関連障害としての反応性アタッチメント障害

Zeanah と Gleason[15] は DSM-Ⅲ から取り上げられて以後の反応性愛着障害（RAD）の診断基準の記述の変遷を概観して，それらがさまざまな臨床研究の記述からの寄せ集めでまとまりを欠き，いくつかの混乱があったことを指摘している。混乱の1つには異なる病態水準の行動が同時に記述されているという問題点があった。すなわちアタッチメントの問題に対しては，まず養育者との選択的な絆は形成されているという前提で分離ストレスの状況下で示される養育者との相互作用パターンの安全−非安全型のタイプ分けの記述がある。ストレンジ・シチュエーション法による ABC 分類が最も広く用いられているが，多くのデータは一般人口の家庭養育で育った子どもを中心に集められている。

特定の養育者ごとにみられる分離状況でのストレス制御のための相互作用のパターンであり，それ自体に病理的な意味はない。一方，深刻なストレス下におかれた母子の二人組みでは未統合型（D型：disorganized type）の愛着パターンの頻度が高く，特定の二者関係を越えた破壊的行動と密接に関連している。同じくRADの診断概念は乳幼児期に家庭的なケアを剥奪され，選択的な絆－安全基地の形成自体が困難な環境で成育した子どもたちに多く見られる病理的な対人行動ないし適応的な対人行動の欠如である。未統合型のアタッチメント・パターンやRADについてのエビデンスの多くは主に乳児期から施設に収容されて育った子どもや不適切養育を受けた子どもの研究に基づいている。DSM-Ⅲの診断基準の記述には前者の非安全型の愛着行動も含まれているが，非安全型（A型およびC型）の愛着行動を示す子どもは，先進諸国の地域人口では4割近い比率でみられ，その後の成長過程での精神保健の問題との関連－リスク要因としての意義はあるにせよ横断面の機能障害の観点からはRADのように病理的とは定義できない。そこでDSM-Ⅳからは，まず「病理的なケア」という病因が診断基準に加えられ，さらにDSM-5ではその内容がより具体的に記述されることになった。次に子どもの示す愛着行動の発達的変化の記述の混乱にも修正が加えられた。すなわちDSM-Ⅲでは生後8カ月以前からみられる成長不全と社会的反応性の障害と定義されていたが，これは特定の養育者との選択的な愛着が形成される以前の発達段階での発症という矛盾する定義であった。DSM-Ⅲ-Rでは生後5年間にと訂正されDSM-5では診断に必要な認知的な発達レベルとして，選択的な愛着行動が形成される生後9カ月相当に達していることという具体的な説明がさらに加えられた。DSM-ⅢからDSM-Ⅳへの改訂は主に概念的な検討であり，臨床的なエビデンスによる検証という課題が残った。これについては後述する英国のRutterら[11]の研究グループと米国のZeanahら[15]のDSM-5のワーキング・グループがルーマニア孤児に対する早期介入プログラムの大規模な縦断調査の結果の検討を行った。

2. 反応性愛着障害の異種性の検討

RADは選択的な愛着関係を形成できないことから生じると定義されているが，その社会機能障害は広汎な社会的相互作用に及ぶと記述される。このため前述のように横断的な状態像はRADの子どもの社会的行動障害の表現型は神

経発達障害をもつ子どもの行動上の問題とも重なり合う。ルーマニアやロシアで政治的な理由で激増した孤児たちへの国際的な里親ケアプログラムによる介入から得られた縦断的なエビデンスの蓄積によって愛着障害行動を含め広範囲の心身の成長不全の発達的転帰を検証することが可能になった。Rutter らの研究グループは施設収容後に重篤な母性的ケアの剥奪を受けた子どもの思春期までの発達転帰を追跡して驚くべき異種性（heterogeneity）があることを指摘した。否定的な発達転帰は大別すると，認知発達のおくれ，不注意・多動，自閉症様行動，無差別な親密さなどがある。なかでも不注意や多動はもっとも多く見られる行動特性である。縦断調査の結果，不注意・多動は特に発達早期に施設収容による剥奪を経験した男児と特異的な関連があり，その程度は施設への収容期間と Dose-Response の関係にある一方で，もっとも重篤な剥奪を受けた子どものなかにも良い適応を示す子どもがいることを指摘している。続いて Rutter ら [11] は，臨床的に重要な情緒行動上の問題との関連として子どもの外在化障害と母親の未統合型の愛着パターンや子どもの脱抑制型の愛着障害との関連を検討した。未統合型のアタッチメントは子ども虐待や施設収容などハイリスク人口での頻度が非常に高く，この点でも一般人口で広くみられるアタッチメントの安定−不安定型とは異なる発生メカニズムがあり，世代間伝達の機序についても異種性が想定されるとしている。そして特定の二者間の関係性や発達時期を越えてみられる行動表現型すなわち未統合型アタッチメントや RAD については，遺伝要因の寄与を考慮する必要があることを指摘している。

　臨床的なカテゴリーとしての RAD と他の神経発達症群にみられる社会的行動障害の異同については，以上のような発達転帰の現象学的な検討に加え，臨床的介入による治療反応性も含めて病因−メカニズムを検証することが必要となる。Zeanah ら [15] は里親ケアプログラムを受けたルーマニアの難民の子どもたちの縦断的転帰を検証し抑制型と脱抑制型の二分法の妥当性を支持するとともに，病因における異種性を示唆する結果を示した。すなわち専門的で系統的な訓練を受けた里親によるケアプログラムに導入された子どもについて発達的転帰を検討した結果，認知機能のキャッチアップや抑制的な愛着障害行動については明らかな改善がみられた一方で，脱抑制的な愛着行動−無差別な親密さについては改善がみられなかった。無差別な親密さの一方で個々の里親とは安定した愛着行動を示す子どもがいることから，愛着形成とともに改善する抑制

的な愛着障害行動とは異なるメカニズムを想定する必要がある。DSM-5 では
そのような視点を取り入れ，ストレス関連障害として病理的なケアという共通
する病因を定義しながらも，脱抑制的な対人行動を示す子どもに対しては，愛
着障害の下位分類ではなく脱抑制型対人交流障害（DSED）という別の診断カ
テゴリーが設定された。

　DSM-5 における RAD と DSED は社会的ネグレクトまたは剥奪，養育者の
頻回な変更，選択的アタッチメントを形成する機会を極端に制限することにな
る普通でない状況における養育など，不十分な養育の極端な形式を経験するこ
とを行動障害の原因としては共有しながらも，発症のプロセスとメカニズムの
記述については異種性を示唆する点がいくつかある。例えば発症時期について
RAD では認知発達のレベルが少なくとも 7 ～ 9 カ月の選択的なアタッチメン
トが形成されるタイミングと関連づけられている一方で，DSED では社会的ネ
グレクトを 2 歳までに経験し DSED 行動は 2 歳から思春期までみられるとさ
れ愛着形成の臨界期とは特に関連づけられてはいない。Zeanah らは他の大人
には無差別な親密さを示しながらも，主な養育者とは安全型のアタッチメント
を形成している例を挙げており，脱抑制的な対人交流パターンの形成のメカニ
ズムがアタッチメントの形成過程とは異なる発達経路の上にあることを示唆し
ている。これに対して Lyons-Ruth[8] は DSED における無差別な親密さと外向
的な気質の子どもとの異同や病因となる社会的ネグレクトについての関係性の
質を検討する必要性を指摘した。さらに Zeanah らが検討したブカレスト早期
介入研究では組織化されたアタッチメント行動は 3％に限られ，65％が未統合
型のアタッチメント行動を示していたことから DSED が愛着の問題の枠組み
から離れることには慎重を期すべきであるとしている。

発達的観点からみた心的外傷後ストレス障害

　反応性愛着障害が病理的ケアを経験するという重篤なストレスによって生
じるという定義は，DSM-5 でストレス関連障害の 1 つに位置づけられたこと
でより明確になった。発達早期には成人期とは異なるストレス対処のための制
御メカニズムがあり，発達途上にある個体の生理的・認知的制御機能よりも，
愛着対象との二者関係の相互作用によるストレス緩衝機能に多くを依存してい

る。発達早期から病理的なケアに曝露される生活環境では関係性によるストレス緩衝機能にも機能不全や破綻があるため，子どもは特異な適応戦略を用い，それを自己制御機能にも取り入れていく。病理的な養育環境で獲得された適応戦略と自己制御機能は差し迫った脅威や機能不全のない社会環境では非適応的なものとなる。その後のライフコースで新たなリスクの高い環境を選択することにつながり，外傷的ストレスへの再曝露のリスクを高める。このような環境との否定的な相互交渉過程は虐待を受けた子どもおよび成人のサバイバーの多くに共通してみられる。ここでは不適切養育による PTSD の病態についてアタッチメントの側面から検討する。

1. 発達性トラウマ障害とアタッチメント

　虐待を受けた子どもや成人が示す臨床症状は，その複雑性や中心となる問題に自己制御機能の発達過程の障害がみられる点で他の外傷性ストレスによる症状とは質的に異なるため，発達性トラウマ障害（DTD：Developmental Post Traumatic Stress Disorder）という診断基準が DSM-5 に向けて提案された[14]。その診断項目の基準 A には反復性の対人間暴力や不適切養育への曝露などの外傷的ストレスの存在が含まれる。暴力や性暴力の被害，養育者との反復する別離，信頼できる養育者がいないことや養育者による心理的虐待や心理的身体的なネグレクト等が具体的な項目である。基準 B は情動と生理学的制御の障害に関連する症状項目である。情動制御の問題として怒りの爆発や易刺激性，不快気分から回復しにくく肯定的な感情を持ちにくいこと，感情表出の困難と回避があり，生理的調整の障害として摂食や排泄の問題，身体表現性の痛み，接触忌避がある。基準 C は注意と行動の制御障害の項目からなる。脅威へのとらわれ，反応性の攻撃行動，脅威の認知と回避，危険で向こう見ずな行動をする，自傷や不適切な自己慰撫行動などが含まれる。基準 D には自己感（概念）と関係性の制御不全という心理的な問題が含まれる。自分がダメージを受け，回復できないという信念や，裏切りやいじめを受けるだろうという予測や無差別な身体接触，他者の苦痛への過剰な同一化，取り返しのつかない喪失体験を予測する等がある。診断基準に含まれる項目の多くが RAD や安全基地の歪み，未統合型のアタッチメント・パターンでみられる行動や，RAD の診断を受けた子どもの発達過程でしばしばみられる痛みや生理的調節障害などの心身の問

題と共通している。

　診断基準としての妥当性をみるために児童思春期の臨床家に向けて複雑な状態像の模擬ケース患者を用いた診断についてのアンケート調査を実施してDTDと診断されたケースを既存のDSM診断カテゴリーに該当したケースと比較してDTDの診断基準の各項目の判別力をみた。その結果DTDとDSM-ⅣのPTSDとの間で有意な判別力を持った項目は，各基準の項目のなかでも抑制型あるいは脱抑制型の愛着障害行動や安全基地の歪みとして記述される行動，すなわち養育者との別離の反復，感情表出の抑制，自分を危険に曝す，無差別の身体接触などであった。また不安障害や抑うつ障害，外在化障害などの一般的な精神疾患との判別では基準Dが判別力をもっていた。

　DTDの診断概念の導入は，診断学的見地だけでなく治療の実践においても多くの診断を重ねて受けるスティグマの問題が統一された診断によって避けられることや，発達早期の愛着対象との関係性において生じる心的外傷によることが明確にされることで二者関係のアタッチメントに焦点づけた治療のフォーミュレーションが可能になるなどの意義がある。アンケートでは既存のPTSDや他の精神疾患に対するエビデンスに基づく治療法への反応性は十分ではないと多くの臨床家たちが回答している。治療への反応性の低い項目は先に指摘したアタッチメントに関連する項目と重なっている。アタッチメントの破綻からの回復によって感情や対人関係の自己制御の能力を高める肯定的な生活環境の提供という基本的なフレームワークの重要性が共通認識となっている。

2. 発達性トラウマ障害への治療的介入におけるアタッチメントの意義

　不適切養育が子どもの精神保健にもたらす否定的転帰の多くがDTDという概念で説明されることから，PTSD症状への治療と情動および対人関係の制御機能の回復または獲得が臨床的介入の大きな柱となる。成人の複雑性PTSDの場合には2相の治療過程すなわち安定化（stabilization）とトラウマ処理に焦点化した介入の2段階に分けた治療モデルがガイドラインで示されている。安定化の段階で行われるスキルトレーニングは，情動制御困難，自己に関連する否定的意味づけ，社会機能の障害，解離などへの対処を目標としている。発達途上にある子どもにおいては，これらの目標はいずれも養育者とのアタッチメント形成の過程で達成される社会・情緒発達のマイルストーンである。養育

者あるいは代理となる養育環境から高い感受性と一貫性を備えた関わりが提供されることで，情動制御や肯定的な自己概念や対人関係，安定した自己感覚を新たに獲得する。これらの目標に加え van der Kolk ら [14] は安全感－環境の予測可能性を増すことで脅威へのとらわれによって抑制されていた探索行動が増え，身体感覚への注目，楽しみや身体的な熟達（mastery）を体験することを強調している。診断－症候学および病因論的視点と同様に治療論的にもアタッチメント形成と複雑化したトラウマ症状からの回復の過程は重なり合うことを踏まえ，アタッチメント－自己制御－コンピテンシー（ARC）治療パラダイムが提唱されている [1]。この治療パラダイムはアタッチメント理論と心的外傷理論の双方に基礎づけられたコンポーネントからなる。

　アタッチメントの領域の主な治療のターゲットは子ども自身よりも養育システム自体である。養育システムの鍵となる実親や里親，入所施設のスタッフや治療者など子どもに生活環境で接する存在が，子どもの示すトラウマ反応に直面した時の自分自身の情緒的体験を認識し制御できることが目標となる。心的外傷に関する心理教育を通じて情動調律の能力を高め肯定的な関わりを増すことを目指す。自己制御の領域の治療のコンポーネントには感情体験を言葉にしてきっかけの出来事と，自分の生理的状態，行動と対処法とつなげることができることが含まれる。覚醒水準を調節する方法が乏しいために感情に圧倒されてしまうかシャットダウンするような身体反応に対して子ども自身が内的状態とつながりを持ちながら感情が取り扱えるような方法を学び，安全な関係性の中で感情を伝えられるような情緒的絆を養育者とのあいだに築くことである。コンピテンシーの領域には問題解決や実行機能など困難をもちやすい課題において子どもが自分の行為の結果を予測し効果的な選択ができることを助け，主体性の感覚を育むことがある。多くの子どもが外傷的ストレスや不適切な養育環境によって体験の断片化と早期の探索行動の抑制によって自己感の発達が抑制され否定的な自己概念が内在化されている。自分がユニークな存在であるという肯定的な自己感や体験のつながりやまとまりを獲得することで，自身の将来に方向性を見いだすことができることが治療の目標となる。

　また社会的スキル以外の幅広いコンピテンシーの領域の発達経路においても，それぞれの子どもが到達しているステージと暦年齢とのディスクレパンシーを把握することが強調されている。重度のネグレクト環境に置かれた子ど

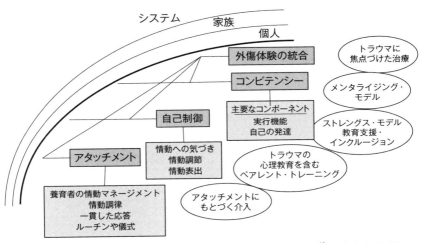

図1 発達性トラウマ障害の治療のコンポーネント（文献[1]を参考とした）

もでは全般的な認知機能の発達のおくれがみられることはすでにルーマニア孤児の追跡研究で報告された通りである。また過覚醒状態がうむ実行機能や自己制御の問題を生じ，否定的な刺激への注意のバイアスを形成することで高次の認知機能の発達や学業のパフォーマンスにも影響を与える。PTSD症状は連続性をもっている。外傷的ストレスへの適応過程で生じた発達の多様な表現型に応じた環境調整は重要な目標である。以上のARCモデルの概念に一般的な臨床場面で考えられる治療的資源を重ねたスキーマを**図1**に示した。

今後の課題

治療的介入の観点からは，児童福祉や医療，教育など多領域の臨床実践では乳幼児期に限らない発達経路のさまざまなタイミングで反復性の重篤なストレスへの曝露によって複雑化した状態への介入が求められ，システム化された対応は困難な状況がある。Corriganら[5]は他の精神保健の問題と同様に心的外傷の臨床研究においても反復性のストレスへの曝露の実態が把握しにくく複数の併存診断をもつような「複雑な」ケースを除外して行われるRCTがほとんどであり，複雑性PTSD（すなわちRADおよびDTD）に関してはほとんど

の治療法が基準の適用外および遵守困難によるドロップアウトあるいは治療抵抗性として，期間限定で構造化された治験の対象とエビデンスからは除外していることを指摘している。一方で情動神経科学の知見は複雑性 PTSD と幅広い神経生物学的プロセスとの関連を明らかにしていることから，感情や安全感への身体的気づきにアクセスできる自律神経や感覚運動レベルに働きかける治療法の有用性を示唆している。同時に現在のエビデンス中心の治療ガイドラインでは，前言語の発達段階における身体に埋め込まれた心的外傷の治療と回復に必要とされる期間限定でない長期的な治療戦略や多様な治療パラダイムの適用の可能性がエビデンス・レベルの低さによって閉じられてしまうことを強く懸念している。

　この意味で前述の ARC モデルに示された縦断的でマルチモーダルな介入プログラムは，包括的な治療資源を利用した複雑な病態へのアプローチとして大きな意義をもっている。一方で多様な発達転帰に対し多領域の治療資源を用いる介入の有効性の検証には多くの課題がある。近年の発達精神病理学の縦断的な知見と多様な介入研究の結果を統合する試みにおいて有力なパラダイムとなりつつある差次感受性モデルが新たな知見をもたらしている。従来のストレス－脆弱性の Dual-Risk モデルに対し差次感受性理論（DST：Differential Susceptibility Theory）に基づくモデルでは環境に対する神経生物学的感受性の高い個体がおり，リスクを増強する環境にも発達を促進する環境にもそれぞれ高い感受性を示すというモデルになる（図2）[2]。

　この感受性の指標の例として不注意・多動など ADHD 症状への脆弱性と関連するドーパミンレセプター遺伝子多型（DRD4）などの神経生物学的な中間表現型が検証されている。この指標は脆弱性遺伝子として位置づけられてきたが DST では可塑性（plasticity）の指標として定義される。例えば DRD4 で 7回反復多型（ADHD の脆弱性遺伝子）がある子どもに関して以下の環境要因の予測因子と発達転帰の組み合わせにおいて DST モデルが適合するエビデンスが積み重ねられている。例えば，外在化行動を示すタドラー期の子どもに対して，親へのヴィデオフィードバックによる指導によって応答性のあるペアレンティングを提供するアタッチメントに基づく介入を行い，症状レベルやコルチゾール関連のストレス反応性の低下などを指標として介入効果をみた研究がある。一方で就学前の子どもに Phonemic Awareness（音素認識力）を促進す

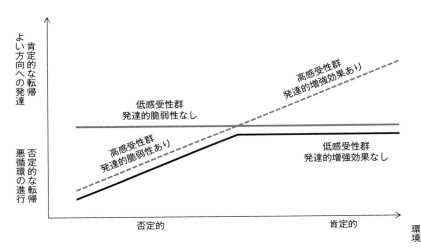

**図2　ストレス脆弱性モデル（黒および灰色の実線）と
差次感受性モデル（灰色の点線）**

選択できる環境が否定的なものだけの場合（左半分）両方のモデルはオーバーラップするが，肯定的な環境の選択を考慮すると双方のモデルは異なる[2]

るコンピューター指導プログラムを提供し，発達早期の読み書き能力を高める試みがある。これら全く方法もターゲットとなる発達領域も異なる2つの介入研究であるが，可塑性に関する情報を含めて有効性を検討すると双方で他に抜きんでて利益を得たのは先述のADHDの脆弱遺伝子でもあるDRD4で7回反復多型がある子どものグループであった。このように従来の脆弱性遺伝子を可塑性の指標としてとらえて多領域のエビデンスを統合して検証すると，それらは領域特異的でなく広範囲の発達領域に関連することが示唆される。このため多様なモダリティーとターゲットをもつ治療的介入が，可塑性を持つ人の肯定的な機能（獲得）を促進する可能性がある。

　RADやDTDの治療についても，このような特定の可塑性に関する知見の集積によって，プログラムの利用者と提供者が「どのような人が何のプログラムによって，いかなる利益が得られるか」についての情報を得られれば，利用者にとっては，より個別的なテイラーメイドの支援を選択できることになる。また支援提供者にとっては，可塑性の観点からライフコースを通じて発達の各

時期に個別に必要となる多様な資源の予測にもとづき連続性のある支援システ
ムを用意することが可能になる。

文　献

1) Arvidson, J., Kinniburgh, K., Howard, K., et al.: Treatment of complex trauma in young children; developmental and cultural considerations in application of the ARC intervention model. Journal of Child & Adolescent Trauma, 4; 34-51, 2011.

2) Bakermans-Kranenburg, M. J., & Van Ijzendoorn, M. H.: Differential susceptibility to rearing environment depending on dopaminerelated genes; new evidence and a meta-analysis. Dev. Psychopathol., 23; 39-52, 2011.

3) Boris, N. W., & Zeanah, C. H.: Disturbances and disorders of attachment in infancy; an overview. Infant mental health journal, 20; 1-9, 1999.

4) Cloitre, M., Stolbach, B. C., Herman, J. L., et al.: A developmental approach to complex PTSD; childhood and adult cumulative trauma as predictors of symptom complexity. J. Trauma. Stress, 22; 399-408, 2009.

5) Corrigan, F. M., & Hull, A. M.: Neglect of the complex; why psychotherapy for post-traumatic clinical presentations is often ineffective. B. J. Psych. Bull., 39; 86-89, 2015.

6) Gillberg, C.: The ESSENCE in child psychiatry; early symptomatic syndromes eliciting neurodevelopmental clinical examinations. Res. Dev. Disabil., 31; 1543-1551, 2010.

7) 亀岡智美：子ども虐待と児童精神科臨床．児童青年精神医学とその近接領域, 48; 447-456, 2007.

8) Lyons-Ruth, K., Zeanah, C. H., & Gleason, M. M.: Commentary; should we move away from an attachment framework for understanding disinhibited social engagement disorder (DSED)? A commentary on Zeanah and Gleason (2015). J. Child. Psychol. Psychiatry, 56; 223-227, 2015.

9) 奥山真紀子：不適切な養育（虐待）と行動障害．小児の精神と神経, 40; 279-285, 2000.

10) Pritchett, R., Pritchett, J., Marshall, E., et al.: Reactive attachment disorder in the general population; a hidden ESSENCE disorder. The Scientific World Journal, 2013, 2013.

11) Rutter, M., Kreppner, J., & Sonuga-Barke, E.: Emanuel Miller Lecture; attachment insecurity, disinhibited attachment, and attachment disorders; where do research findings leave the concepts? J. Child. Psychol. Psychiatry, 50; 529-543, 2009.

12) 武井庸郎, 山下洋, 吉田敬子：児童虐待症例の多元的評価の意義；自験例での検討．児童青年精神医学とその近接領域, 44; 456-468, 2003.

13) 田中究：虐待と解離性障害．児童青年精神医学とその近接領域, 46; 511-516, 2005.

14) Van der Kolk, B. A.: Developmental trauma disorder. Psychiatric annals, 35; 401-408,

2005.

15) Zeanah, C. H., & Gleason, M. M.: Annual research review; attachment disorders in early childhood; clinical presentation, causes, correlates, and treatment. J. Child. Psychol. Psychiatry, 56; 207-222, 2015.

6

被害体験を持つ虐待的な親への介入・援助
―アタッチメントの観点を中心に―

森田展彰

はじめに

　児童虐待の親への働きかけを行う場合，養育機能を阻害している要因について心理社会的な援助をしていく側面と，加害者として責任をとらせていくべき側面との両方が必要であり，この点が通常の援助と違い難しい点といえる。特に児童虐待やドメスティックバイオレンス（DV）の被害体験を持つ親の場合，援助者としては被害についてケアを与える一方で，親として持っている子に対するケアの提供者としての責任をとることを求めようとするが，どちらに対しても抵抗や混乱を示す場合が多い。例えば，子ども時代に虐待を受けた体験を持つ母親の事例では，自分を虐待した親に反発しながらも逆らえずそれがストレスになったり，過度に責任を負うとして，親や援助機関に子の面倒をみてもらうことを断る一方で，結果的にたまったストレスを子にぶつけてしまう場合が少なくない。また，自分も虐待でつらい目にあったから子をそうした目にあわせないと考えるのではなく，面倒をみてもらっている子が自分より幸せそうだと嫉妬するなど複雑な反応を示す場合も多い。こうしたケースでは，トラウマの問題で生じがちな過度の罪責感と怒りの反復といった反応の上に，親子関係という文脈におけるケア提供と探索をめぐる混乱が重なっていると考えられる。本稿では，こうした親子の複雑な心理の理解について，アタッチメントの観点を中心に検討を行った。また，こうした事例の介入・援助についても，国内外で行われているアタッチメントに基礎づけられた介入を中心に概観し，最後に虐待する親に対し，法的な介入と治療を含む統合的な枠組みを用いて，養育機能を取り戻す責任と道筋を示すことの重要性を述べた。

児童虐待の被害者および加害者としての親

　虐待の被害や加害を考える上で，まずは本来的に親がどのように子どもを扱うべきかということがわからなくてはならない。特に子どもの感情的な側面の発達に必要な親の働きかけを考える上で，アタッチメントの観点が重要である。

　そもそもアタッチメントとは，「子どもが不安を感じた時に，これを養育者に対する近接を維持することで，安全と安心感を回復するというケア探索に関する関係性やその結果として成立するシステム」であるとされる[16]。アタッチメントが安定的に発達した場合（安定型という），心の中に安心感が蓄積し不安定な感じがしなくなり，いざとなれば守ってもらえるという感覚が感情調節機能や共感性のもとになるとされる。逆に養育者が安全基地の役割を十分果たせない場合には，以下の3つの不安定なタイプを生じるとされる。

- 回避型（組織化）：養育者が子どものケアの要求に拒否的で，子はケアを求める行動を抑制する。
- 両価型（組織化）：養育者が一貫しない対応をすることで，子はいつまでもぐずるなどして，ケアを求める行動を出し続ける。
- 無秩序・無方向型：養育者が子どもにとって理解不能な行動や虐待を行うことで不安を喚起する場合に生じる型で，養育者への近接に矛盾した不可解な行動をみせる。

　以上のようなパターンは，子が1歳前後において，実験的な分離・再開場面で親子の相互作用を評価するSSP（strange situation procedure）という手法で評価される。このような養育者と子の関係性は次第に一定したパターンとして子の中に内在化され，満2歳前後には「内的作業モデル（internal working model）」（以下IWM）として構成されると考えられている。これは，自分や他者やその関係性の表象上のモデルであり，ケア探索の方略といえる。アタッチメントの型は，その後に修正を生じるような関係性を体験しなければ，成人期においても同様のIWMが継続し，人間関係の持ち方に影響を与えるとされる。

　このようにアタッチメント特にIWMの考え方をもとにすると，幼児期にお

ける親子関係とその後の人間関係におけるつながりがはっきりみえてくる。この視点をもとに虐待を生じている親子をみた場合に、（a）子の側の将来への影響（虐待によるダメージが、その後の子の人間関係や感情的側面にどのような影響を与えるか）と、（b）親の側の過去からの影響（虐待を行う親において子ども時代の養育体験の影響を探る）という2側面を取り上げることができるだろう。

（a）について SSP の研究結果では、一般サンプルにおいては安定型が55～65%を占めるのに対して、虐待された児童では不安定型が80%を超えるという報告がなされてきた[8]。特に、虐待の場合には、本来安心感を与える役割の親が危険の原因でもあるという複雑な状況に置かれるため、ストレスに対して一貫した反応を組織化できず無秩序・無方向型になる場合が多いとされる。この型の子は、不安な場面でケアを求めずに、かえって暴力や混乱した行動を生じるようになる[16]。その後も、安定したケアを経験しないままに置かれると、2歳の時点では、子が親に対して主導的で統制的な行動をとる型（そのなかには、養育者を命令や懲罰をする統制・懲罰型と、養育者を世話する統制・養育型がある）を示すか、統制さえできず混乱し続ける型（不安定・他型）を示すとされる。さらにその後の発達においても修正的な体験がなければ、不安障害や解離性障害、行為障害・人格障害・物質依存などの病理と結びつくと考えられている[9]。

（b）については、虐待する親自身が被虐待体験を持つ場合が多いことが報告されており、臨床上の観察でも虐待的な親が子を目の前にしたときの葛藤に、親自身の被虐待体験の記憶が重ねられている場合が多いことが指摘されている。Fraiberg[11] は、母親が子どもと2人でいると不意に正体不明の不安,恐怖,嫌悪感が生じること、母自身の親との間の葛藤やつらい思い出がそこに現れていることを見いだし、「赤ちゃん部屋のお化け」と名づけている。Kempe[17] は、虐待する親では、心理的に親が子に過剰に同一化して、親子が入れ替わったように感じる現象を「役割逆転」として記述している。Terr[28] は、虐待する親では、「子から罰を受ける恐れ」などの歪んだ認知が生じることを指摘している。虐待を受けた子が親になって虐待を行う現象は「虐待の世代間連鎖」といわれるが、すべての例が「連鎖」するわけではなく、その伝達率は30±5%と計算されている[14]。しかし、被虐待体験が虐待の大きな要因であることは確かである。虐待の連鎖の機序としては、親の子ども時代の IWM が子育て状

況により活性化され，虐待的な行動をとる機序が想定されている。George[12]は，さらにアタッチメントのIWMと養育行動をつなぐものとして，養育に関するIWMがあると考え，**図1**のように，虐待を受けた体験を持つ親では，子ども時代のIWM（過去のケア探索方略）が不安定なため，それが成人に引き続き，さらに養育のIWM（ケア提供方略）の機能不全につながり，子のケア欲求に対処できず虐待的な養育を生じてしまうとした。役割逆転の現象は，安定したケア体験を内在化できていない親が，ケア提供を求められる場面で逆に子どもからケアを求める行動をとってしまうために生じていると考えられる。

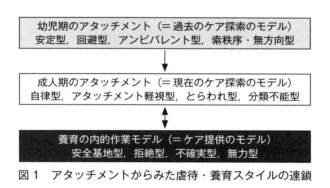

図1 アタッチメントからみた虐待・養育スタイルの連鎖

- **成人のアタッチメントの4類型**
  「自律型」（SSPの安定型にあたる）：内在化された養育者との関係の記憶について肯定的側面も否定的側面もまんべんなく意識化できて，一貫性のある記述ができる。
  「アタッチメント軽視型」（SSPの回避型に該当）：アタッチメント表象，特に否定的な側面に一貫して触れないようにしている特徴を持つ。
  「とらわれ型」（SSPのアンビバレント型に該当）：アタッチメントに関する表象にこだわりを示す。
  「分類不能型」（SSPの無秩序・無方向型に該当）：一貫性を持った言語化ができず，混乱している。
- **養育の内的作業モデルの4類型**
  「安全基地型」：自分と子について，肯定的に語りながらも，子どもの安全性に対する脅威についても注意が払われており，バランスが取れた柔軟に統合された考えを持つ。
  「拒絶型」：自分や子どもを否定的に評価し，関係を持つこと自体に意味を感じないと述べる。
  「不確実型」：認知的な分割を用いて，極端に子どもを理想化して述べたり，ある場合には急に否定的な評価をしたりする。
  「無力型」の母親においては，養育に関する表象モデルは解体しており，親子の関係性は混沌としているため，「役割逆転」の現象が生じ，母親は自分が子を守るケアを提供できないと感じてしまう。

DV 被害を受けた親

DV 被害を受けた母親は，PTSD，うつ病，物質依存，自尊心の低下，自殺企図，身体的な健康問題などの問題を生じる [13]。さらには**表 1** にみるように，DV は母親としての機能や家族全体の関係性にも影響を与えるため，母親は子どもに対して安定したアタッチメント対象として機能できなくなり，極端な場合には虐待を生じてしまう [2, 5]。

治療的介入

1. 親-子の相互作用に対する介入

養育者と子の相互作用を直接扱うもので，特に 3 歳以下の乳幼児の場合にこの方法が用いられることが多いとされる [18]。大別すれば，主に親の IWM に焦点を当てたものと親の敏感性を中心とした養育スキルを扱うものとがある。

表 1　DV が母親や家族に与える影響

母としての被害者に影響
1. 女性は，自分は親として不適格だと思う
2. 女性は，子どもたち全員の，あるいは一部の子どもの尊敬を失う
3. 女性は，虐待者が自分の行動を正当化するための言い逃れやこじつけを正しいと信じる
4. 女性は，虐待者のやり方に子育ての仕方を合わせ，自分の方針を変える
5. 女性は，物事の処理能力が極端に落ちるか，ほとんど処理できなくなる
6. 女性は，有害な結果をもたらすサバイバル戦術を使うかもしれない
7. 女性と子どもたちのきずなが弱まる
8. 女性は，子どもの忠誠心獲得競争に巻き込まれる

家族全体に与える影響
1. 家族を分裂させる
2. 家族に起きた問題を一人の子どものせいにしてスケープゴートにする
3. 慢性的な恐怖と家族員の間の情緒的交流の剥奪
4. 役割の逆転（子どもの親化，母親の幼児化など）

文献 [2] を参考に作成

①親の内的作業モデルを変えること

Infant-parent therapy という手法では[1, 11, 18]，3歳児以下の子と親と乳幼児を同席させることで親のIWMを活性化し，そこで再現される感情を整理して，親自身の養育体験の問題を意識化させ，それが現在の子との関係に影響していたことを示していく。治療者自身が安全基地として親の内的作業モデルの安定化を助け，それをもとに親のIWMの安定化をはかり，ひいては子のIWMの安定化を達成することが目標になる。親の個人療法ではより広範囲の問題に拡散してしまうが，同席のセッティングでは親自身のアタッチメントや養育のIWMの問題に焦点を当てることができ，短期間で効果が出るとされる。

②親子の交流における親の養育スキルの指導

子が出すケアの欲求のサインに気づき，これに的確に反応・対応できるようになるスキルを具体的に指導し，親の敏感性の向上を目指す介入が行われている。例えばvan den Boom[29]は，低社会経済層の家庭の乳児を持つ母親に対して，自分の乳児の示す感情的な反応にどのように反応するべきかを示すスキル訓練を行った結果，母親の敏感性や子が安定型を示す割合を高める効果を確認している。最近では，子の無秩序無方向型の行動は単に敏感性の低いことで起きるのではなく，非定型的な母親の行動（脅かす，脅える，解離した行動，慇懃さ，性化行動，解体した行動など）が関係することがわかってきて，こうした非定型な親の行動を減らす指導が重視されている。またOppenheimら[26]は，「敏感性」概念を発展させた子の気持ちを読み取るinsightfulnessという概念を提案し，その評価法を開発した。彼らは子の視点から物事をみる指導を行うことで，その問題行動が減少する結果を得ている。

ほかにPCIT（parent-child interaction therapy）という親子間の養育スキルの訓練を行うプログラムが近年注目されている[24]。これはアタッチメント理論に関係づけられている治療ではないが，有効性が証明された手法として注目されている[7]。PCITでは，2～7歳児の親と子のプレイや課題を行う場にセラピストがコーチとして加わり，週1回90分10～14回行い親の訓練を通じて，その交流に介入し，子の行動上の変化や親の養育ストレスに変化を及ぼすものである。治療者は，親のみとの面接でスキルを教えた上で，今度は親子同席のワンサイドミラーの反対側から無線で指示を出すか，親子の横にいて，ラ

イブでコーチを行う。PCIT で教えるスキルには 2 系列があり，1 つは，child-directed interaction（CDI）のスキル（具体的には，子の適切な行動を表現する，過切な行動を真似る，適切な言葉で応じる，適切な行動を誉める，子の適切な行動に注意を払う，不適切な行動は無視することなど）である。もう 1 つは parent-directed interacton（PDI）と呼ばれるもので，子へのしつけについて学ぶものである。行為障害などの問題行動を示す子とその親や虐待事例に対しても応用され，有効性が確かめられている。

　養育者の表象（IWM）と敏感性に関するスキルのどちらへの介入が子のアタッチメントの安定化や養育者のケアの向上に効果的であるかということに関心が持たれているが，Bakermans-Kranenburg ら [3] は，従来の介入研究のメタ分析から，養育者の敏感性に焦点をしぼる比較的短期の介入のほうが効果が高いという結果を報告している。しかし，IWM の変化をはかることの重要性も主張されており，決着がついていない [4]。特に虐待傾向のある親への働きかけを考える場合には，ある程度親の IWM を考慮せざるをえない。というのは，そうした親では組織化されない IWM を持つ場合が多いと考えられ，指導を受け入れること自体が難しく，また子どもの不安を読み取るスキルを教えても自己防衛的にならず，子の不安を受け止めることは簡単でないと思われるためである。その点では，Marvin ら [23] の開発した，the Circle of Security Project というハイリスクの親に対する 20 週間の教育プログラムが参考になる。このプログラムでは，不安を生じやすく自己防衛しがちな親に対し，親の内的表象の安定化をはかりながらスキルの教育を行う方法をさまざまに工夫している。彼らは，最初に親子の相互作用のビデオ撮影を行い，これをもとに各親子のパターンを分類し（**表 2**），それぞれの型に合せた養育スキルの指導を行う。例えば，親が子に慰安される役割逆転を生じている場合（表では障害型）では，子どもはケアが欲しくなるとそれを示さず親を慰める形で反応すると考えられる。これを変える指導を行う場合，初めからできていない点を指摘すると防衛的になる可能性があるので，例外的でも親が子のケア欲求に答えることができた場面を探し出し，その場面をビデオで示すことから始める。そして怖い音楽がなっているときと落ち着く音楽が流れているときでは同じ風景の場面も違ってみえるなどのわかりやすい例をあげながら，親が子のケア欲求を怖がらず受け止められるときとそうでないときの違いを考えさせていく。そうした準備を

表2 the Circle of Security Project で示される
親子のアタッチメント—養育行動と，内的作業モデルの相互作用のパターン

典型的な親子の組み合わせ	アタッチメント—養育行動と，内的作業モデルの相互作用
子・安定型—親・自律型	子どもの不安を受け止める能力を持ち，子どもの不安のサインを見のがさず，また不必要な過干渉を行うことなく対応する。そのため，子どもは安全基地として養育者を利用することが容易であり，安定型の内的作業モデルを形成する。
子・回避型—親・アタッチメント軽視型	親子ともが，探索のほうに「気をそらす」方法で，親密なアタッチメント—養育の相互作用を最小限にしようとする。子どもが活性化されたアタッチメント欲求を感じて親のところにもどろうとするときに，「子どもは『本当は』遊びたがっている」と間違った合図を互いに出し合う。早期から親は子どものアタッチメント行動やこれに関係する情緒的な信号を拒絶するために，その後子どもは，ケアを受けたいときに，親との間で体験や気持ちや目的や計画を親しみをもって共有することを避けたり，拒絶するパターンを持つようになる。
子・アンビバレント型—親・こだわり型	親子ともが，独立的な探索行動を最小限にして，その代わりに，アタッチメント—養育の相互作用（アンビバレントなものであることが多い）や，親に対する子どもの過度な依存に焦点を当てる。子どもが探索行動を行うときに，「『本当は』何か心配ごとや不快なことがあるのだ」と間違った合図を互いに出し合う。早期にみられる親の一貫性や応答性の欠如は，その後に親子の間に親密 vs 疎遠に関する不安に満ちたアンビバレントなパターンを作ることになる。
障害された型	子どもが無秩序・無方向型または不安定・他型で，親は子どものアタッチメント行動に対して強い恐怖や怒りを向けがちであり，親の養育は一貫性がないか，放棄の状態である。この養育パターンは，養育者が早期から持っている未解決のトラウマが関係している。乳児期における子どものアタッチメント行動は組織化されず，一貫性に欠けている。前学童期中期まで，恐怖と養育の放棄が継続する一方，子どものほうが社会認知的スキルがついてくるので，子どもが親に対して主導的に感情的なケアを提供する「役割逆転」を生じる。ほかには，回避とアンビバレントの両方を生じるパターンや，脅迫と強迫的遵守のパターン，互いにひっこむパターンを生じる場合がある。

文献[24] より作成

重ねた上で，うまくできなかった親子の相互作用のビデオを見せ，これを変える方法を検討させる。そのほかにも図やビデオを用い，できるだけわかりやすく不安感を与えない教育法を工夫し成果を上げている〔詳しくはこのプログラムのホームページ（http：//www.circleofsecurity.org/）を参照〕。以上は，主に母子の二者関係への介入をみてきたが，父，母，子の三者の関係の評価や介入も大事であると思われる。父の敏感性は母のそれよりも子どもに与える影響は小さい場合が多いとされる[30]が，実際には母子と父子などの個別の関係のみでなく，父が母をケアすることで母子関係が安定する場合や，逆に父が母にケアを要求して子へのケアを妨げる場合など三者間で複雑な相互作用が生じており，そうした関係性の理解と介入が必要となる。特にDV被害にさらされた母子事例ではそうした観点が不可欠である[2,5]。

2. 親に対する個人療法

　子どもの年齢が高い場合や親の歪みが強くて同席での働きかけが虐待の再現につながる危険のある場合は，親子同席でなく個人療法を行う場合が多い。長期的な被害体験を受けている親の場合には，それがもとでうつ病やパーソナリティ障害などの疾病を生じている場合が多く，その治療が必要になる。特に困難なのは，境界性パーソナリティ障害をはじめとするパーソナリティ障害であり，その対人関係や情動調節における問題に対しては，認知行動療法が主に用いられる。特に注目されている治療の1つは，弁証法的行動療法（dialectical behavioral therapy：DBT）[20]である。DBTでは特定の治療者が自傷行為の訴えを24時間体制で受け止め，感情をvalidateする個人療法と，感情や対人関係のスキルを教えるグループが組み合わされている。こうしたやり方は治療者がアタッチメント対象となり患者のIWMを安定化させる働きかけと，具体的なスキル訓練を併せ持つ点では，先述した親子関係のアタッチメントへの介入と共通性がある。DBTほど系統だった方法でなくても被害体験を持つ親では，支持的な働きかけのみでは十分でなく，怒りや衝動的行動の危険に対する具体的な対応方法を扱う必要がある。具体的には，“Aきっかけ・危険な状況－B認知－C感情－D行動－E影響”という枠組みを示し，子に対する虐待衝動を生じるAのきっかけ刺激やハイリスクな状況を同定させ，それをできるだけ避ける方策を考える。または，虐待行動をとる際の怒りや孤立無援感など

の自分の感情への気づきを促し，これに関係しているＢ認知（例えば，子育てに関する完璧主義などの非機能的な認知）を考えさせる。さらにこうした歪んだ認知に対する対処の方法（機能的な認知への切り替えを自分に促すセルフトーク，リラクゼーション，人に相談するなど）を検討させる。衝動を生じる場面のロールプレイやイメージ想起を行わせると，感情や認知の問題を意識化しやすく，またこれを乗り切る対処スキルも身につきやすい。

　虐待やDVによる不安定化・断片化したIWMは，トラウマ記憶や解離状態と近いことが指摘されている[21]。被害体験の記憶がPTSDの形をとっていれば持続エクスポージャー療法（prolonged exposure therapy：PE）やEMDRなどトラウマに対する心理療法が有効である。ただし，治療過程でトラウマ記憶に触れることが，かえって虐待行為の発動につながる可能性があり，そうした危険性について確認した上で治療を進める必要がある。また，トラウマを自分の虐待の正当化に用いないよう，どういう理由があっても暴力の選択は自身の責任である点は明示することが重要である。虐待のなかでもネグレクトが中心の場合には，アタッチメントの問題は生じてもトラウマ症状という形をとらない場合もあると考えられ，トラウマ記憶への曝露よりも，治療者との修正的なアタッチメント体験をもとに認知や対人関係の修正をはかることが中心になると思われる。

3. 親に対する集団療法

　親同士が自由に話し合う形式のグループと親業を教える心理教育を主としたグループがあり，こうした手法を包括したMy treeプログラムなどが地域で施行されるようになってきた[25]。これも安全基地の効果とスキル訓練の提供になっているといえる。

　カナダ・オンタリオ州のロンドン市では，DVに曝された母子に関して先駆的取り組みとして母親と子に対する同時並行グループ・プログラムを行っている[22, 27]。このプログラムでは，DV男性から逃れてきた母と子（4～16歳）が全12回の母グループと子グループに並行して参加する。子グループでは，おやつタイムなど楽しい体験や抑制された感情を表現するワークから始まり，暴力の影響やその責任が子どもにないことを教え，さらに自分の安全を守る方法，感情コントロール，家族との関係，自尊心の回復などを取り扱う。母グループ

は，子グループとほぼ同じ内容を扱い，子の回復を母として援助することが主眼となっており，さらに同じ立場の仲間や社会とのつながりをとりもどし，癒される体験や自由な感情表出を通して，暴力の影響から抜け出し自分の権利や価値をとりもどすことを助ける内容となっている。

さらに同じオンタリオ・ロンドン市では，"the Caring Dads Date program" という DV 男性の父親機能の回復を援助するグループを行っている。これは DV 加害者プログラムを終了した上で，DV コートの命令で行われる週 1 回 16 週間のプログラムである。主な内容は父親としての養育について考える動機付けをすること，共感性を持った養育の意識を持たせ，そのやり方を学ぶこと，自分の暴力が子に与えた影響を知ることである〔詳しくはホームページ（http://www.caringdads program.com）を参照〕。

4. 環境要因への援助

経済的援助，地域における育児援助，保育所，電話相談，母親グループ，家族関係の調整，そのほか親のストレスを軽減する方法などがあげられる。被害体験を持つ親は，ケアを受けることが苦手なだけに，こうした具体的な援助を通じて，援助者と関係を作ることは有効な方法である。

親の加害責任とその回復を社会的・法的な文脈に位置づけること

児童虐待は援助の対象であると同時に，子という被害者がいる加害行為でもある。しかし，一般の加害行為で，傷害や暴行にあたることでも，家庭における「しつけ」として許されるような考えが加害者にある。特に虐待や DV 体験を持つ親の場合には，暴力を用いる人間関係をモデルにして「自分も叩かれて育ったから，少しくらい叩いてもしょうがない」と考えている場合がある。これは，DV における夫妻の関係も同様だが，家族関係における「権力構造」が加害側の歪んだ認知を生んでいる。すなわち子を親の私物として考え，親が自由にしていいという誤った親権意識が働いているといえる。こうした社会文化的な認知の歪みに加え，被虐待体験を持つ親ではアタッチメントに関連する心理学的な表象の歪みからケア提供とケア探索が混乱している。

こうした歪んだ社会的，心理学的な認知に縛られている親では，支持的な援

助のみでは虐待的な方法から離れることが難しいといえる。その場合，法的な枠組みを用いて，加害責任や本来的な親の養育責任を明らかにして，修正を求めていく必要がある。北米では，児童虐待や DV 男性に対して児童虐待や DV に特化した裁判における条件付けやその 1 つとしての治療命令という枠組みが存在するが，日本にはない。現在日本で使える法的枠づけとしては，刑法上の処罰以外には，児童相談所を中心にした家庭分離，親権停止・停止（DV では保護命令）をてこにした働きかけになるだろう。筆者は児童相談所の嘱託医として虐待事例に関わっているが，こうした強い枠組みを使う際に親が虐待を否認しても，結果的に子に十分なケアを与えられずダメージを与えていることを示し，その加害責任の取り方を示すことは，親自身にとっても治療的であると感じている。Zehr [31] は，修復的司法の立場から加害者が持つべき責任として，説明責任と再犯防止責任，謝罪賠償責任の 3 つをあげている。これを虐待する親にあてはめると，以下のようになるだろう。

①説明責任（自らの行動を引き受け，「問題とされる行動」を振り返る）：親の責任・権利の歪んだ認識をあらため，自分が子に与えた影響を知ること。
②再犯防止責任（振り返りをもとに将来の再犯罪を防止する）：分離を受け入れるなど自分の親としての権利・責任の限界を認め，養育能力の向上に取り組むこと。児童相談所そのほかの期間で養育に関するプログラムを受けること。
③謝罪・賠償責任（家族や地域社会といったコミュニティを含む被害者に対する謝罪と具体的な償いの行動をとる）：まずは，子に謝ること。子が虐待によって受けたダメージの回復に協力をすること。

家庭分離など強制的な措置をとるかどうかは親と敵対的な関係を招きかねず，決断の難しい場面だが，加害責任をあいまいにして分離や措置を行うことはさらなる親の混乱や再虐待を生じる危険を高める。むしろ親が取るべき上記のような加害責任を明示した上で，これに対して親が行った達成する努力を評価する枠組みを一貫して示すことは，親にとっても安定したケアをもらえる体験につながる可能性がある。時間的な一貫性のみでなく，社会的レベル，関連機関のレベル，そして個別的なプログラムでも一貫して親の持つべき役割と責

第6章　被害体験を持つ虐待的な親への介入・援助

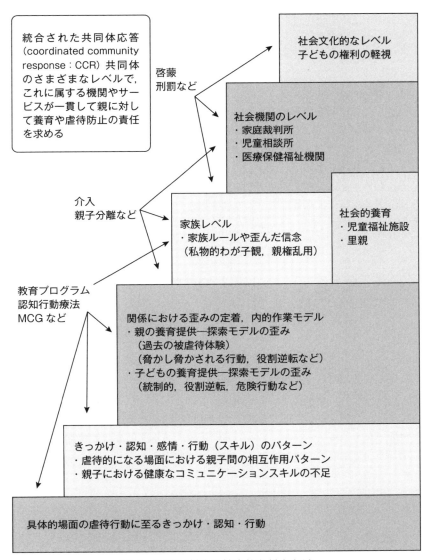

図2　虐待に対する統合的な働きかけ

任を示すことが重要と思われ，**図2**はそれを表現したものである。一番マクロな社会的メッセージのレベルでは，親権は子の精神的なケアを行うことでその心の発達を支える責任を果たす上で社会から与えられている権利であることを提示する。そして児童相談所などの関連機関のレベルでは責任を果たせなければ分離や親権の制限がなされることを示す。さらに治療や援助機関のレベルで親としての権利を回復するチャンスとして治療機関などの提供する養育スキルに関するプログラムを受けられることを示す。このようにコミュニティ全体で機関やサービスが同一のメッセージのもとに連携し，援助と措置のどちらかまたは両方を行うという考え方は「統合された共同体応答（coordinated community response：CCR）」と呼ばれる。CCRの枠組みは，DV被害を受けた母による虐待のような加害と被害が入り混じるような場合に，非常に有効であると思われる。

まとめ

　本稿では，虐待を行う親，特に虐待やDVによる被害体験を持つ親の心理について，アタッチメントの観点を中心にまとめ，そうした親やその子では「役割逆転」パターンなどケア探索とケア提供のモデルの歪みや混乱が生じていることを示した。そして，こうした親の持つ内的作業モデルの修正や敏感性を備えた養育スキルの獲得を目指して，施行されている親子間の相互作用への介入や，親に対する認知行動療法や集団療法の概要をまとめた。さらに加害と被害の入り混じる親に対しては，養育機能の回復に向けた条件付けと治療的要素を併せ持つ介入・援助体制をつくることが重要であり，これにより親が自身のケア探索の不足を補い，ケア提供の力を獲得（回復）するチャンスを与えることができることを示した。

文　献

1) 青木豊，松本英夫：愛着研究・理論に基礎付けられた乳幼児虐待に対するアプローチについて．児童青年精医と近接領域，47;1-15, 2006.
2) Baker L. L., & Cunningham, A. J.: Helping children thrive; Supporting

woman abuse survivors as mothers, Center for Children & Families in the Justice System, 2004.

3) Bakermans-Kranenburg., M. J., van IJzendoorn, M. H., & Juffer, F.: Less is more; Metaanalyses of sensitivity and attachment interventions in early childhood. Psychol. Bull., 129;195-215, 2003.

4) Bakermans-Kranenburg, M. J., van IJzendoorn, M. H., & Juffer, F.: Disorganized infant attachment and preventive interventions; A review and meta-analysis, Inf. Mental Health J., 26; 191-216, 2005.

5) Bancroft, L., & Silverman, J. G.: The batterer as parent; Addressing the impact of domestic violence on family dynamics, Sage, California, 2002.（幾島幸子訳:DVにさらされる子どもたち―加害者としての親が家族機能に及ぼす影響，金剛出版，東京，2004）

6) 遠藤俊彦:内的作業モデルと愛着の世代間伝達．東京大学教育学部紀要，32; 203-220, 1992.

7) Chaffin, M., Silovsky, J. F., Funderburk, B., et al.: Parent-child interaction therapy with physically abusive parents; Efficacy for reducing future abuse reports. J. Consult. Clin. Psychol., 72; 500-510, 2004.

8) Cook, A., Blaustein, M., Spinazzola, J., et al.: Complex trauma in children and adolescents; White paper from the National Child Traumatic Stress Network Complex Trauma Task Force.National Child Traumatic Stress Network, www. NCTSNet.org, 2003

9) Egeland, B., & Carlson, E.: Attachmdnt and psychopathology: (eds.), Atkinson, L., & Goldberg, S. Attachment issues in psychopathology and intervention, Lawrence Erlbaum Associates. Mahwah, London, 27-48, 2004.

10) Forbes, L. M., Evans, E. M., & Moran, G.: Change in atypical maternal behavior predicts change in attachment disorganization from 12 to 24 months in a high-risk sample. Child Dev., 78; 955-971, 2007.

11) Fraiberg, S.: Clinical studies in infant mental health; The first year of life. Tavistok, London, 1980.

12) George, C.: A representational perspective of child abuse and prevention; Internal working models of attachment and caregiving. Child Abuse Negl., 20; 411-424, 1996.

13) 石井朝子:DV被害者の精神保健．治療，87; 3233-3238, 2005.

14) Kaufman, J., & Ziegler, E.: Do abused children become abusive children. Am. J. Orthopsychiatry, 57; 686-696, 1987.

15) 数井みゆき:子ども虐待とアタッチメント．数井みゆき，遠藤俊彦編著:アタッチメントと臨床領域．ミネルヴァ書房，京都，79-101, 2007.

16) 数井みゆき:少子化社会でのアタッチメント（愛着）とは．思春期学，別冊24 (3); 503-507, 2006.

17）Kempe, C. H.: Approaches to preventing child abuse. The health visitors concept. Am. J. Dis. Child., 130; 941-947, 1976.

18）Lieberman, A. F., & Silverman, R.: Infant-parent psychotherapy: (ed.), Zeanah, C. Handbook of infant mental health,, 2nd eds. Guilford Press, New York, 472-484, 2000.

19）Lieberman, A., & Zeanah, C. H.: Contributions of attachment theory to infant-parent psychotherapy and other intervention with infants and young children: (eds.), Cassidy, J., & Shaver, P. R. Handbook of attachment; Theory, research, and clinical applications. Guilford Press, New York, 555-574, 1999.

20）Linehan, M. M., Dimeff, L. A., & Koerner, K.: Dialectical behavior therapy in clinical practice; Applications across disorders and settings. Guilford Press, New York, 2007

21）Liotti, G.: Trauma, dissociation, and disorganized attachment; Three standards of a single braid, Psychotherapy: Theory /Research/Practice/Training, 41; 472-486, 2004.

22）Loosley, S.: Groupwork with children exposed to women abuse; A concurrent group program for children and their mothers. Children's program manual, MacTop publishing, London, Ontaio, 2006.

23）Marvin, R., Cooper, G., Hoffman, K., et al.: The circle of security project; Attachment-based intervantion with caregiver-pre-school child dyads. Attach. Hum. Dev., 4; 107-124, 2002.

24）正木智子, 栁田多美, 金吉晴ほか：PCIT（Parent-Child Interaction Therapy）親子のための相互交流療法について―. トラウマティック・ストレス, 5; 67-73, 2007.

25）森田ゆり：MY TREE ペアレンツプログラム―子どもの虐待・DV 問題を抱える親の回復支援. 子どもの虐待とネグレクト, 6; 83-89, 2004.

26）Oppenheim, D., Goldsmith, D., & Koren-Karie, N.: Maternal insightfulness and preschoolers' emotion and behavior problems; Reciprocal influences in a therapeutic preschool program. Inf. Mental. Health J., 25; 352-367, 2004.

27）Paddon, M.: Groupwork with children exposed to women abuse; A concurrent group program for children and their mothers. Mothers' program manual. MacTop publishing, London, Ontaio, 2006（The Children's Aid Society of London and Middlesex（CAS）の HP: http://www.caslondon. on. ca/）

28）Terr, L. C.: A family study of child abuse. Am. J. Psychiatry, 127; 665-671, 1970.

29）van den Boom, D. C.: The influence of temperament and mothering on attachment and exploration; An experimental manipulation of sensitive responsiveness among lower-class mothers with irritable infants. Child Dev., 65; 1457-1477. 1994.

30）van IJzendoorn, M.. H., & De Wolf, M. S.: In search of the absent father-Meta-analyses of infant-father attachment; A rejoinder to our discussants. Child Dev., 68; 604-609, 1997.

31）Zehr, H.: Changing Lenses; A new focus for crime and justice. Herald Press, Minnessota, 1995.

7

子どものアタッチメントとトラウマに
焦点を当てた心理療法

西澤　哲

はじめに

　近年，アタッチメントの問題を抱えた子どもの発達，認知，情緒，および行動面の特徴に関する臨床的研究が増加してきている。これらの研究では，アタッチメントの問題が，対人関係[1]，感情調節[6]，神経生理学的な発達（Shore, 1994），および言語発達（Greenspan ら，1988）に影響を与えるとの指摘がされている。また，乳幼児期の反応性アタッチメント障害が，就学期には注意欠陥多動性障害（ADHD）に移行し，その後，思春期前期の素行障害（conduct disorder）を経て成人期以降の反社会性パーソナリティ障害へと移行するといった転帰が見られるとの観察がされてきている。

　わが国で子どものアタッチメントをめぐる問題が注目され始めたのはごく最近のことであり，それらの問題への心理療法やケアの問題は全く未着手の状態との感があるが，子どもの虐待に対する意識化がわが国に比べて 30 年程度先行している欧米においては，反応性アタッチメント障害を含むアタッチメントの問題を対象とした心理療法が試みられてきている。しかしその大半は，養育者の子どもに対する敏感性の強化[9]や，養育者の内的ワーキングモデルへの介入[3]を中心としたものであり，子ども自身や養育者と子どもの関係への治療的なはたらきかけを試みたものはほとんど見られない。虐待やネグレクトに起因するアタッチメントの問題や，アタッチメントの問題が子どもの心理・情緒面の発達に与える広範な影響の深刻さを考えると，アタッチメントに問題を抱える子ども自身，およびその子を養育する養育者との関係に直接働きかけるような心理療法のあり方の検討が必要であるといえよう。

アタッチメント（愛着）に問題を抱える子どもを対象とした
心理療法の実施

1．本研究の目的

　上記の認識のもと，本研究では，アタッチメントに問題を抱える子ども，および子どもと養育者の関係を対象に考案した心理療法プログラムを，反応性アタッチメント障害などのアタッチメントに問題を抱える子どもとその養育者5組を対象に試行し，本プログラムの有効性を分析することを目的とした。

2．方法と対象

（1）全体の組み立て

　本研究では，今後の実践的な適用を視野に入れ，短期間での治療効果を上げるために半構造的心理療法を採用し，あらかじめある程度のテーマを備えたプログラムを設定した。プログラムは15セッションから成り，初回セッションで養育者を対象としてアタッチメントおよびアタッチメント障害に関する心理教育を実施し，2〜3回を子どもの成育歴や現症歴に関する養育者からの聞き取りおよび子ども心理的アセスメントに当てた。4回以降の12セッションは，子どもと養育者の合同セッションを中心に構成した。

（2）対象

　本プログラムの実施場所である社会福祉法人子どもの虐待防止センターに通える範囲にある児童養護施設に対して本プログラムを広報し，「虐待やネグレクトを受けており，養育者との関係の形成に困難を抱える子ども」のプログラムへの参加を募った。結果的に，児童養護施設で生活する子ども3人と，里親家庭および特別養子縁組家庭で生活する子どもそれぞれ1人が対象となった。なお，プログラムに参加した5人の子どもたちは，反応性アタッチメント障害との正式な診断は受けていないものの，養育者からの聞き取りや行動観察の結果，反応性アタッチメント障害もしくはそれに類する状態であると判断された。

（3）心理療法プログラム

　プログラムの作成に当たっては，James [5] による「アタッチメント・トラウマ療法（attachment trauma therapy）」と，Cohen ら [2] の「トラウマに焦点を当てた認知行動療法（trauma-focused cognitive behavioral therapy）」を参考にした。これらの治療的アプローチに共通しているのは，治療セッションに養育者の参加を求め，虐待などに関する養育者への心理的教育を重視し，子どもと養育者の合同セッションで感覚や感情を扱い，虐待などの子どものトラウマ性の体験をテーマとして治療を進め，リラクセーションなどの方法によって過剰な情緒的反応への対処を重視する点にある。これらの点を考慮に入れ，本プログラムでは以下の要素を重視した。

a.　本プログラムは，子どもとその主たる養育者（施設のケアワーカー，里親，養親など）との関係の改善・強化を主たる目的とする。そのため，通常の心理療法とは異なり，子どもと養育者と治療者の 3 者による合同セッションを中心とする。

b.　養育者への心理教育を重視する。治療プログラム開始時に養育者のグループによる「アタッチメントとアタッチメント障害」に関する心理教育を提供する。また，日常生活における子どもと養育者の関係の強化を目的として，合同セッションの後に養育者へのコンサルテーション（約 30 分）を行う。その間，子どもには治療者とは別の心理士によるプレイ・セッションを提供する。

c.　合同セッションでは，アタッチメント形成にとっての感覚や感情の重要性に関する従来の研究の指摘を重視し，子どもと養育者の相互関係において感覚や感情面の刺激・共有を図るためエクササイズ，ゲーム，フィンガーペインティング，描画などのプログラムを取り入れる。

d.　合同セッションにおいて，随時，子どもの喪失や虐待などのトラウマ性の体験をテーマにできるよう，治療者は，子どもにとって対処可能と思われる範囲内での曝露（exposure）を行う。この曝露によって，子どもがトラウマ性の体験をテーマにしたプレイを展開したり，あるいは話し始めた場合には，治療者はそのテーマに沿って子どものより詳細な表現（認知，感情，記憶など）を促すようかかわる。また，養育者は子どもに心理的サポート

を行い，子どもにとって「抱える環境（holding environment）」を提供する。そうすることで，子どもは苦痛な体験に直面するための保護を養育者から得ることができる。また，その結果として，養育者とのアタッチメント関係の強化が期待される。

e. 上記の曝露のプロセスにおいて，養育者は，子どものトラウマ性の体験や，それに対する認知・感情に触れることで，子どもおよびその問題行動に関する理解が促進され，その結果，子どもとの関係がより受容的なものになることが期待される。

f. 合同セッションにおいては，プレイセラピーの枠組みで，子どもが養育者に対して退行的な関係が持てるよう働きかけ，養育者と子どもの関係の強化を目指す。

g. 前述の養育者とのコンサルテーションにおいては，合同セッションで養育者が得た子どもへの理解や子どもに対するかかわり方を，日常生活において応用できるように支援する。

事例の概要と治療経過にみられた特徴

1. 事例の概要と成育歴

(1) 事例 1（S）

Sは7歳の女の子であり，実父母からのネグレクトと身体的虐待のために里親家庭で養育されている。また，実父母のもとで何らかの性的虐待を受けていた可能性がある。

Sが里親などに日常的に反抗的で挑発的態度が顕著であることが，今回の治療プログラムへの参加の主たる理由であった。里母の話では，Sは里母や年上のきょうだい（Sと同様に里子）からの注意を受け入れずに睨み返したり，攻撃的に言い返したりするとのことであった。また，一度興奮するとなかなかおさまらず，奇声を上げはしゃぎ続けるなどの特徴もあった。さらに，性的な事柄への過度の関心や，入眠困難や早朝覚醒などの睡眠上の問題もみられた。

Sの実父母はともに10代でSをもうけた。出生時および新生児期には大きな問題はなかった。家の中は乱雑で不衛生な状態であり，乳児の養育環境としてはきわめて不適切であった。食事も定期的には提供されず，乳幼児期のS

はペットボトルから直接飲み物を飲んだり，放置してあったポテトチップスなどを袋のまま自分で食べたりするような状態であった。更衣や歯みがきなどの基本的な身辺ケアもほとんどなされておらず，おむつもつけっぱなしであった。

　こうしたネグレクト状態に加え，詳細は不明であるが実父母からの身体的虐待があったとされている。また，家は父母の友人のたまり場になっており，常に家族以外の若者が共同で暮らしていた。Ｓは，こうした父母の友人からも身体的虐待を受けていたと思われる。また，実父母を含む同居者間の性的行為の目撃など，何らかの性的虐待を受けていた可能性が高い。

　２歳３カ月の時点で，Ｓは児童相談所の一時保護を経て乳児院に措置され，その後，３歳で現在の里親家庭に委託された。現在の養育家庭は，里父，里母，年上の里子３人とＳおよびＳの実弟の７人家族である。本治療プログラムには，里母とＳの２人で参加した。

(2) 事例２（Ｍ）

　Ｍは６歳の女の子であり，出生直後から施設で養育されていた。Ｍには，誰彼かまわずべたべたするといった脱抑制型対人交流障害の特徴がみられた。また，特に年少の子どもに対して突発的な激しい攻撃性を示すなど，対人関係や情緒の不安定さが顕著であった。実母との面会後には特に不安定な状態となり，発疹などの身体化症状がみられた。こうした問題が，本プログラムへの参加の主たる動機であった。

　Ｍの家族構成は実父，実母，姉，Ｍの４人であり，実母には摂食障害がある。Ｍは生後１カ月で心室欠損のために入院し手術を受け，その後，生後９カ月の時点で姉とともに乳児院に措置された。その後，２歳で現在の児童養護施設に措置変更となった。入所後は両親の面会が頻繁にあるものの，面会の間中，母親は子どもたちに食べ物を与え続けるといった問題が観察されている。

　最近，実母の摂食障害が悪化し現在は寝たきりのような状態になっているが，それでも母親はＭらの面会のために施設を訪れている。先述したように，母親との面会後にＭに発疹がみられたり，面会後の就寝前に急に泣き出すなど，Ｍは情緒的に不安定な状態になることが多いという。

　現在の児童養護施設ではＭは９人の幼児とともに生活している。本治療プログラムには，入所以来Ｍの養育を担当している女性ケアワーカー（以下，

CWとする）とともに来所した。

(3) 事例3（Y）

Yは3歳の女の子であり，身体的虐待を理由に児童養護施設で養育されている。

Yは見知らぬ大人にも平気で抱きつくなどの脱抑制型対人交流障害の特徴が見られる。そのほか，過ちを隠すための嘘，周囲への批判的な言動，過剰な興奮状態，一度泣き始めると泣き止まないなどの自己調節の問題が顕著である。また，興奮状態になって突然「ごめんなさい」を繰り返して言うなど，PTSDの侵入性症状ではないかと考えられる言動も見られた。

実母は20歳でYを出産したが，実父が働かないため出産直後に離婚している。その後，Yは母方祖母に預けられたが，2歳の頃，実母の再婚を機に実母および継父と暮らすようになった。同居してしばらく後に異父妹が出生し，その頃よりYへの継父の暴言や身体的暴力が始まった。実母もYを怒鳴る，つねる，叩くなどの身体的虐待を行い，腹部を刃物で刺したこともあった。近隣からの通報を受けて訪問した子ども家庭福祉機関の職員が虐待状況を確認し，母自身も「一緒にいるとYを殺してしまいそうだ」と訴えたため，児童相談所に保護され，その後，児童養護施設への入所となった。本プログラムには，施設入所以来の担当女性CWとともに来所した。

(4) 事例4（T）

Tは5歳の男の子で，出生直後に保護され乳児院に入所した。現在は養子縁組をして養親家庭で養育されている。養母は，Tの問題として以下の各点をあげている。Tは突然ピョンピョンと飛び跳ねはじめ，自分でも抑えられないと言い，時には1時間もその状態が継続する。2〜3歳のころには走り回り続け，どれだけ言いきかせても手を振り払って走り出してしまうほどであったとのことである。人に「馬鹿にされる」ことに過剰に反応し，養父に注意された際には表情が急変して「殺してやる！」，「死んでやる！」などと叫び出すことがあった。また，幼稚園への登園時に養母と離れられずしがみつき泣き叫ぶなど，分離不安が顕著であった。

養母はTの問題行動にどう対処していいかわからず困惑しているとのことであった。また，Tには大人の顔色をうかがって行動する傾向があり，幼稚園

では優等生で頑張って「良い子」を演じていることも心配であると述べている。児童相談所の指導により，本プログラムに参加する数カ月前に T に養子であることを告げたが（いわゆる「真実告知」），それ以前から自分は実子ではないことを感じ取っていたようで，「良い子にしてないと嫌われてひとりぼっちになる」と思い込んでいる様子が見られた。「真実告知」をしたものの，その後，養母は実母の話題や過去の話などをどう扱っていいかわからず困惑しているとのことであった。

　実母は 17 歳の時に非嫡出子として T を出産した。T は生後 10 日目に産院から乳児院に措置され，生後 11 カ月で現在の養父母と養子縁組を前提とした面会を開始し，1 歳で養子縁組をした。現在は幼稚園に通園中である。家族構成は，養父，養母，T の 3 人である。本プログラムには，養母と T とが来談した。

(5) 事例 5（K）

　K は 5 歳の男の子で，身体的虐待と DV の目撃体験とがあり，また，不適切な性的場面への曝露を含む何らかの性的虐待を受けた疑いが持たれている。K が施設に入所して半年が経過しているが，家族については否定的な言動が多く，施設の CW をはじめとした大人との信頼関係もできていない印象がある。現在の CW との関係は，入所直後と比較するとやや強くなってきているとは思われるものの，いまだ十分ではないと感じられている。CW が特に気になる点として，女性に対する性的接触や首を絞めるなどの暴力行為があげられている。K は女性 CW の着衣を脱がせようとしたり，胸部や背部を触ったり，あるいは自分の性器を押し付けるなどの行為を示し，こうした性的な行動を示す理由として，親などの成人の性行為の目撃が疑われている。こうした T の行為に対して CW が制限しようとすると，T はまるで別人であるかのような状態となり興奮して激しい攻撃性を示すことが多い。

　K は母 20 歳，父 18 歳のときに出生した。周産期には顕著な問題はなかった。父親は K が 2 歳ころから母や K に暴力を振るうようになり，K が 2 歳半のころに別居している。父親から暴力を受けていたころには K の成長が止まっていたとの記録があり，非器質性成長障害の可能性がうかがわれた。

　その後，弟が出生した。別居後，母は子どもたちとともに，K が 5 歳になるまで母方祖母宅で生活している。K が 5 歳半のころ，養育者であった母方祖母

の病気のために K と弟は児童養護施設に入所となった。現在，実父，実母とも音信不通状態となっている。

　K は，小舎制施設で幼児から中学生までの 12 人の男の子とともに生活しており，6 人の CW が養育にあたっている。本プログラムには，K と担当の女性 CW とが参加した。

2．治療経過にみられたテーマおよび特徴

　紙幅の関係で個々の事例の治療経過を提示することができないため，ここでは治療経過に見られた特徴を概観し，それぞれについて具体的な内容を例示的に示すこととする（**表 1** 参照）。

（1）ケアに関するテーマ

　すべての子どもの治療経過に，「ケア・退行の拒否」，「ケア・退行をテーマとしたプレイ」，「ケア葛藤」などのケアに関するテーマが見られている。ケア・退行のテーマは，ままごと，医療遊び，赤ちゃんを用いた遊び，哺乳瓶による授乳など，多様な形態で表現された。また，5 事例中 4 事例で，ケア・退行を表現するようなプレイが展開する前に，そういったプレイに対して強い抵抗が見られるという特徴があった。例えば M は，治療者がケアのテーマに導入しようとして赤ちゃん人形を登場させその泣きまねをしたことに対して「泣かないで！」と強く反応し，また，赤ちゃん人形の顔に哺乳瓶を強く押し付けるな

表 1　子どものプレイに現れたテーマおよび特徴

	ケア・退行の拒否	ケアのテーマ	ケア葛藤	プレイ・セッションにおける表現			
				ポストトラウマティック・プレイ（虐待・喪失）	虐待行為を含む親に関する会話	自己物語の作成	養育者との関係の変化
事例 1（S）	○	○			○	○	○
事例 2（M）	○	○	○	○	○	○	○
事例 3（Y）	○	○		○	○		○
事例 4（T）		○		○	○	○	
事例 5（K）	○	○		○	○		

どの攻撃性を見せている。Yも同様に，赤ちゃん人形をプレイに導入しようとする治療者に対して強い怒りを表現し抵抗している。さらにKも，赤ちゃんに授乳する治療者を攻撃しプレイを拒否している。このように，子どもたちのプレイには，ケアに対する拒否からケアをテーマとしたプレイといった展開が観察されている。

(2) ポストトラウマティック・プレイ（posttraumatic play）

ポストトラウマティック・プレイとは，虐待や喪失などのトラウマ性体験をプレイという枠組みで再現するものであり[8]，その治療的な活用によってトラウマ性の体験の影響からの回復が促進されうる[4]。こうしたポストトラウマティック・プレイが，5事例中4事例の治療経過に見られている。例えば，Mは「家がつぶれてママに置いていかれた子どもたち」とし，母親からの見捨てられというトラウマ性の喪失を表現しており，また，Yは，「腹部が痛み出血した赤ちゃん」という形で，母親から腹部を刺されるというトラウマ性の体験を表現している。

(3) 親に関する会話

虐待行為を含む親に関する会話の出現は全事例で見られた。子どもたちの多くは，これまでに親や家族の話を養育者にしたことはなく，この種の話を養育者が聞いたのは今回のプログラムに参加するようになってからのことであった。

Sは，母親に会いたい，母親とともに里親家庭で暮らしたいなどの希望を表現した。Yは，施設の生活を楽しんでいる姿を母親に見られると母親に攻撃されるかもしれないという母に対する恐怖を表している。Tは，母親に会えない寂しさをプレイで表現し，さらに，2人の母親の間を行ったり来たりする子どもという形で，実母と養母との関係に関する混乱を表現した。Mは，母親に対する心配（母親が病気で死ぬのではないかという不安）をCWに話すと「母親に申し訳ない」といった心情があったために，実母のことはCWに話せなかったと述べている。また，Kは，プレイにおいて，「赤ちゃんを奪われて必死に探すが見つけることができない母親」という形で母親への怒りを表現し，その直後に「母親が嫌い」だと述べている。

（4）自己物語の作成

　トラウマ性の体験の影響からの回復モデルの1つとして，「トラウマ性記憶（traumatic memory）」から「叙述的記憶（narrative memory）」への変性が指摘されている[10]。虐待などのトラウマ性の体験を含んだ自己物語を作成することは，こうした叙述的記憶への変性を促進すると考えられる。こうした自己物語の作成が，5事例中3事例にみられた。

　Sは，「母親のいない子ウサギの誕生と，その子ウサギを育ててくれる母親」をテーマとしたプレイを行った。Mは，「傷ついた赤ちゃんが入院治療を受け，母親が怖いために別の父母のところに退院する」という物語を作った。また，Tは，「落ちていた卵が育ててくれる母親のもとに届けられ，その後，母親は多数の危険にあいながら子どもを育てる」という物語を作成している。

（5）養育者との関係の変化

　合同セッションにおいて養育者との関係に何らかの変化が観察された子どもが3人いた。Sは「本当は（里親と）一緒に寝たい」，「（里親と）一緒の苗字になりたい」といった希望を表現した。Mは「（CWは）自分のことをよくわかってくれている」，「（CWと）一緒に暮らしたい」と述べている。また，Yは，養育者に対して素直に身体的接触を求めるようになった。さらにYは，治療プログラムの後期において，それまで見られなかったCWへの強い分離不安を示している。これは，それまでCWに対して積極的に親密な関係を持とうとしなかったYが，治療プログラムによってその関係に対する態度に変化が生じ，その結果，発達的には未熟な段階である分離不安が強く見られるようになったと考えることができる。また，セッションでは顕著な変化が観察されなかったKも，日常生活場面でCWに「もう新しい子はいらないよね」（新しく入所してくる子どもはいらないという意味）と話したり，CWへの肯定的な身体接触が増加するなど，CWとの関係の変化が報告された。

考　察

1．ケアをめぐる問題

　治療プログラムを実施した5人の子どもに共通した特徴として，「ケア」を

テーマとしたプレイがあげられる。これは，虐待などの理由で社会的養育を受けるようになった子どもの多くが，発達初期に適切な養育を経験しておらず，乳幼児期の愛情欲求や依存欲求が未充足のままで成長してきていることに由来すると考えられる。そうした子どもたちが，ある程度の退行を許されるプレイセラピーにおいて，愛情欲求を満たしてくれるような修正的な体験によって，いわば「育ちなおし」を求めるのだといえよう。こうしたことは一般のプレイセラピーにおいても生じると考えられるが，本治療プログラムがそれら一般のセラピーと大きく異なるのは，こうした子どもの愛情欲求に応えるのが心理療法を担当するセラピストではなく，日常生活において子どもの養育に当たっている施設職員や里親であるという点である。つまり，治療セッションにおいて養育者との間で愛情欲求の充足という修正的な体験をすることによって子どもと養育者の関係はより強化され，それが日常生活にも般化される可能性が生じるわけである。

　発達初期の虐待やネグレクトが深刻であるほど，子どもは深刻な「ケアをめぐる葛藤」[7] を抱えるようになり，その結果，愛情欲求や依存欲求を適切に表現することが困難になる。例えば，ケアを受けることができなかったことに対する怒りや悲しみが深刻な場合には，プレイでケアのテーマを扱うことに激しい怒りが生じてしまい，プレイそのものを破壊してしまったり，あるいは，自分が受けられなかったケアを受けることができる存在に対して激しい嫉妬の感情が起こり，そうした存在である赤ちゃん人形に強い攻撃が向くといったことが生じると考えられる。今回のプログラムでは，ほとんどの子どもがケア・退行の拒否あるいはケア葛藤を示し，その後，ケアをテーマとしたプレイを展開しているが，これは，彼らの抱えるケアをめぐる葛藤の深刻さを反映していると考えることができよう。そして，本プログラムは，そうした問題の解決にある程度貢献できたように思われる。

2. 養育者同席におけるポストトラウマティック・プレイの意味

　今回のプログラムでは，4人の子どもが治療経過のいずれかの段階で自身の被虐待体験や養育者の喪失体験を表すポストトラウマティック・プレイを示している。筆者のこれまでの経験では，虐待などのトラウマ性の体験を持つ子どもはプレイセラピーでこうしたテーマを表現する場合が多いが，今回は，それ

が12回という比較的短い期間に生じた点が特徴的であるといえよう。これは，治療場面に養育者が同席していることが関係している可能性がある。日常的に関わりのある養育者の存在が「抱える環境」となって子どもに一定の安心感が生じ，より早い段階でトラウマを扱うことが可能になったと考えられるわけである。

　また，ポストトラウマティック・プレイは，前述のケア・プレイと関係している可能性がある。Mは，ポストトラウマティック・プレイの後にCWから哺乳瓶で授乳されるという退行的な関係が持てるようになった。Yには，腹部を刺されたという体験を表現した後にCWとの分離に非常に強い抵抗が生じるといった変化が見られている。またKは，母親からの虐待体験の表現が見られるようになって以降，赤ちゃん人形に食事を提供するといったプレイが見られるようになった。このように，トラウマ性の体験の表現の後に養育者との間でケアをテーマとしたプレイが見られることが多いように思われる。トラウマの表現は子どもに一種の心的な危機状態をもたらし，その結果，子どもは養育者に強い関係を求めるようになるのだと考えることが可能であろう。

　これらを総合すると，養育者が同席することでポストトラウマティック・プレイが促進され，その結果，子どもと養育者との関係が強化されるという可能性が示唆されることになる。

3. 親に対する認知・感情の表現の意味

　今回の治療プログラムに参加したすべての子どもが，「会いたい」，「一緒に暮らしたい」という母親への肯定的認知・感情，もしくは怒りや攻撃などの否定的認知・感情のいずれかを表現している。アタッチメント対象の喪失を体験した子どもが次の養育者との親密な関係を築いていくためには，「喪のプロセス」として，喪失した対象に対する認知や感情を十分に表現する必要があるとされていることから，子どもたちの親に対する認知や感情は，それが肯定的なものであれ否定的なものであれ，十分に表現される必要があると考えられる。今回の治療プログラムに参加した子どもたちの多くは，施設や里親家庭などにおけるこれまでの生活で，親に対する認知や感情をほとんど，もしくは全く表現していなかった。その点を考えると，今回の治療プログラムにおける表現が決して十分なものだったとは思えないものの，本プログラムが養育者との関係

の強化に向けた手がかりを提供できたと考えられる。

　また，こうした親への思いの表現は，セッションの中でのみ起こったわけではない。例えば，センターへの行き帰りの途上で，子どもたちはCWや里親にその種の話をするようになっている。これは，治療プログラムで得られたものが日常生活に般化していると見ることができよう。

　さらに，子どものこうした表現は養育者の変化をもたらす可能性がある。Sが実母へのさまざまな思いを表現するのを見た里親は，これまで自分がSの実母の話題を回避してきたことに気づいたと述べている。こうした気づきは，里親の態度を変化させる可能性を持っているといえよう。こうした，プログラムで生じた事柄の日常生活への般化や養育者の態度の変化は，養育者がセッションに参加しているからこそ起こる現象であり，本治療プログラムの効果を示唆しているといえる。

4．自己物語について

　虐待やネグレクトを経験した子どもがその体験から回復し，適応的な成長を遂げることができるためには，トラウマ性体験を含む過去，現状の受け入れ，肯定的な将来像という3つの要素を備えた自己物語が必要であると考えられる。今回のプログラムでは，3人の子どもが，虐待や喪失体験といった過去，親とは異なる別の養育者を得ている現状の受け入れという2つの要素を備えた自己物語を作成している。こうした自己物語が，子どもの虐待や喪失体験を整理し，養育者との関係を含む現在の状況への適応の促進につながると考えられる。

　しかし，これらの子どもの自己物語には，肯定的な将来像という要素はほとんど見られなかった。子どもたちの受けた虐待などの深刻さや現在の養育状況を考えると，子どもたちが肯定的な将来像を持てるようになるには非常に長い道のりが必要であるのかもしれない。

　また，今回のプログラムに参加した子どもすべてに自己物語の作成が見られたわけではない。今後，治療の頻度や技法について検討する必要があろう。

5．養育者との関係の強化

　セッションと日常生活場面を合わせると，4人の子どもに養育者との関係に

おける肯定的な変化が認められた。これは，これまで述べてきたケアをテーマとしたプレイの展開や養育者との退行的な関係，あるいは養育者同席でのポストトラウマティック・プレイなど，本治療プログラムで生じたさまざまな要素の総合的な結果であると思われる。このように，現在の養育者との関係の強化という本プログラムの主たる目的はある程度達成されたといえよう。

おわりに

　虐待を受け児童養護施設で生活している子どもの多くが，反応性アタッチメント障害を含めたアタッチメントの問題を抱えている。こうしたアタッチメントの問題を放置すると，その後の中枢神経系の成熟の障害や，反社会的な行為を含む行動上の問題が顕著になることがここ十数年の研究で明らかとなってきたにもかかわらず，わが国においてはアタッチメントの問題を直接扱う治療プログラムは皆無であった。虐待などの不適切な養育を受けた子どもに対して，里親家庭や養子縁組家庭での個別的養育を保障して子どものアタッチメントの問題の修正を図っている欧米とは違って，虐待を受けて家族から分離された子どものほとんどが児童養護施設などにおいて集団養育を受けざるをえないわが国においては，欧米よりも積極的に子どものアタッチメントの問題にアプローチする必要があるといえる。こうした認識のもとに本研究で開発を目指した治療プログラムは，そうした子どものニーズにある程度応える潜在性を持っていることが示唆された。今後，治療事例を積み上げることで，児童養護施設や児童相談所などさまざまな施設・機関において利用可能な心理療法プログラムの開発を目指したい。

文　献

1) Cicchetti, D.: The emergence of developmental psychopathology. Child Dev., 55; 1-7, 1984.
2) Cohen, J. A., & Deblinger, E.: Trauma-focused cognitive behavioral therapy（CBT）: (eds.), Saunders, B. E., Berliner, L., & Hanson, R. F. Child physical and sexual abuse; Guidelines for treatment. National Crime Victims Research and Treatment Center, Charleston, 2004.

3) Fraiberg, S., Adelson, E., & Shapiro, V.: Ghosts in the nursery; A psychoanalytic approach to the problems of impaired infantmother relationships. J. Am. Acad. Child Psychiatry, 14; 1387-1422, 1975.

4) Gil, E.: The healing power of play; Working with abused children. Guilford Press. New York, 1991.（西澤哲訳：虐待を受けた子どものプレイセラピー．誠信書房，東京，1997）

5) James, B.: Handbook for treatment of attachment-trauma problems in children. Lexington Books, New York, 1994.

6) Perry, B. D.: Neurobiological sequela of childhood trauma; Post-traumatic stress disorder in children: (ed.), Murburg, M. Catecholamines in PTSD. American Psychiatric Press, Washingoton, D. C., 1994.

7) Reder, P., & Duncan, S.: Lost innocents; A follow-up study of fatal child abuse. Routledge, London, 1999.（小林美智子, 西澤哲監訳：子供が虐待で死ぬとき：虐待死亡事例の分析．明石書店，東京，2005）

8) Terr, L.: Too scared to cry. Basic Books, New York, 1990.（西澤哲訳：恐怖に凍てつく叫び．金剛出版，東京，2006）

9) van den Boom, D. C.: The influenceof temperament and mothering on attachment and exploration; An experimental manipulation of sensitive responsiveness among lower-class mothers with irritable infants. Child Dev., 65; 1457-1477, 1994.

10) van der Kolk, B. A., McFarlane, A. C., & Weisaeth, L.: Traumatic stress; The effect of overwhelming experience on mind, body, and society. Guilford Press, New York, 1996.（西澤哲, 小西聖子, 藤岡淳子ほか：トラウマティック・ストレス；PTSDおよびトラウマ反応の臨床と研究のすべて．誠信書房，東京，2001）

8

トラウマと脱愛着
―発達神経学的観点からみた乳幼児の解離―

紀平省悟

はじめに

　Bowlby は母子分離を経験した乳児が再会の場面で母親を拒否し情緒的に引きこもるのを観察し，これを脱愛着（detachment）と呼んで，「個体の内外から来る，愛着体験をもたらすはずの刺激を，意識から排除する反応」と定義した[3]。Bowlby は一連の防衛反応の最終像として，本来の愛着行動に感情や思考を統合できない情動反応を想定したのである[2]。

　この脱愛着の記述はいわゆる一次解離（感覚体験の断片化など）や，二次解離（自己疎隔体験など）の状態像と重なり合う[14]。もちろん脱愛着は愛着行動の不活性化を描写しており，同時に親子関係の障害を示唆してもいる。

　それでは，このような愛着の機能不全はいかにして起きるのだろうか？　かって Bowlby は母子分離と対象喪失をその本質と考えた[1,2]。しかし現代のわれわれは別の答えをつけ加えなくてはならない。それは発達早期のトラウマである。本稿では乳幼児期の脱愛着と解離をストレス反応／情動制御の観点から考察し，発達早期のトラウマの関与について述べる。

愛着行動（attachment behavior）

　Bowlby[1] によれば，愛着行動とは「吸う，しがみつく，後を追う，泣く，ほほえむなど，養育者の接近をもたらす行動」である。それはつがい行動，親行動，食行動とも別の行動システムであるとされている。また興味深いのは，それが生物学的に準備されているが養育によってはじめて発達する点である。

「依存」が新生児期にピークを示し自立とともにその程度を減じていくとすれば，愛着はむしろ遅れて乳児期に開花してくる。

愛着行動システムを始動させる生体内外のストレッサーには，例えば病気や，疲労，見慣れぬ人や環境，孤立，そして愛着対象の不在，など雑多なものがある[13]。Bowlby は，情動は愛着行動の引き金を引くのではなく，むしろ始動した愛着行動の組織化や表現にかかわると見なした[13]。もちろん彼は情動を軽視したわけではない。生存のための情動制御こそ，愛着行動の究極目的といえるからである。言い換えるとそれはストレッサーへの対処の姿でもある。愛着行動を理解するためには，「情動制御／ストレス反応システム」としてとらえ直す必要がある[12]。

親子の愛着関係の質は子どもの行動に反映される。それを評価する標準はAinsworth の新奇場面法による分類体系３パターン（安定型愛着 B 型，不安定回避型愛着 A 型，不安定抵抗型愛着 C 型）である[3, 7, 13]。この３つは目標を達成するために組織化された，子どもの側の情動制御／ストレス反応パターン３類型なのである[12]。新奇場面法は，親子の分離と再会を含んだシナリオに沿って誘発された乳幼児の愛着行動を参与観察する，いわば情動負荷試験であるといえよう。

一方，上記３類型とは異質の次元に未組織型（D 型）行動がある。これは，例えば乳幼児が顔をそむけながら親に接近したり，親に駆け寄る途中で freezeしたりするなど，愛着対象に向かう本来の行動が損なわれる現象である[13]。つまり D 型行動はあるべき愛着３パターンの統合性または組織化が破綻した姿と考えるとよい。Main らがあげた D 型行動には種々のものがあるが（**表1**）[7]，驚愕など，一部にはストレッサーによって始動した強い初期警戒反応を含んでいると考えられている[13]。

さて，愛着関係の質を決めるのは乳児と養育者の反復する関係性についての潜在記憶である。この記憶は乳児の心に形成される非言語的な表象であり，内的作業モデルと呼ばれる。Liotti は以下のように乳幼児の心を解釈している[13]。安定型愛着の内的作業モデルがつくる構えは「トラブル時にうまく世話してもらえ，よい気持ちが味わえる」という見込み。不安定抵抗型愛着は「救いの手が果たして来るのか，一体いつ来るのか，という疑念と不確かさ」が反映される。不安定回避型愛着のそれは「非難され拒否にあう，愛着の見込みは否

表1　D型（非統合型）行動指標

1. sequential display of contradictory behavior patterns
2. simultaneous display of other opposing behavioral propensities
3. undirected, misdirected, incomplete, and interrupted movements and expressions
4. stereotypies, asymmetrical movements, mistimed movements, and anomalous postures
5. freezing, stilling, and slowed movements and expresslOns
6. direct indices of apprehension regarding the parent
7. direct indices of disorganization or disorientation

（文献7）より引用）

定的」という予想である。そしてD型行動の内的作業モデルの場合はもっと劇的で込み入ったものになるという解釈である。

　Carsonらの研究によれば，D型行動と虐待には強い関係があり，被虐待児のおよそ80%にD型行動が認められるという[7]。MainらによるD型行動の「発見」は，虐待という最も不幸な親子関係を記述しようとする，愛着理論の現代的変質に見えるのだが，実はBowlbyもこのような行動には気づいていたという[13]。ただし，Bowlbyの問題意識は親役割の機能不全にあった。他方Mainらのそれは愛着行動における統合または組織化の問題（認知的混乱や葛藤）である[13]。

　このようにD型行動は愛着理論のそもそもの始まりから最大のテーマであったことが今日では認識される。冒頭で述べたBowlbyによる脱愛着の定義はむしろD型行動に当てはまるのである。本稿の以下の部分では少し角度を変え，愛着行動の破綻に関与する解離の神経生物学的メカニズムについて考察を進める。

神経内分泌と情動制御から見た愛着

　嫌な状況下に置かれたときの心拍数の増加は情動的過覚醒の指標である。またコルチゾルの分泌増加が持続する現象は，ストレスへの有効な対処がなされない場合の指標である。Spanglerらの研究はこの2つを愛着パターンの生物学的指標として用いたもので[13]，以下に概略を紹介する。

　新奇場面法において，母親と分離中，すべての愛着類型の子どもに心拍数増加が見られた。回避型（A型）の子どもは情動を露わにしないが，内面で

は苦痛を感じていることが示唆された。しかし心拍数増加はD型の子どもに最も顕著であった。D型では，愛着行動が有効に組織化されないため，分離ストレスに際して最も強い動揺を経験していると推察された。また不安定型愛着（必ずしもD型行動を伴わなくとも）では，終了後もコルチゾル分泌増加が遷延しており，安定型愛着に比べてストレスが緩和されないことが示唆された。

上記のような状況下でのコルチゾル分泌には右前頭部の賦活が関与しているという脳波上の知見がある[4]。Schore[12]も情動負荷に対する制御／ストレス反応に関与するのは主として右脳であるとしている。Schoreによれば，愛着行動を組織化する系は自律神経系，脳幹，中脳，視床下部－下垂体－副腎皮質軸，辺縁系を含み，その頂点に前頭前野（特に前頭眼窩皮質）が位置しているので（**図1**），これら各階層の発達の臨界期に適切な養育が与えられなければ，その後の発達が大きく歪むという。

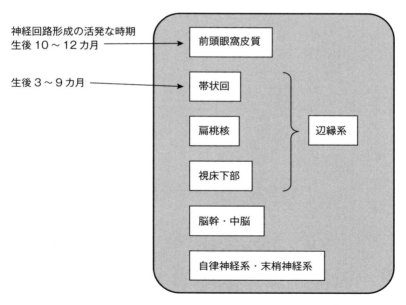

図1 愛着システムと神経生物学的階層性（Schore, 2003[12]を簡略化）

乳幼児期のトラウマティック・ストレスと解離

1．乳幼児期解離

　脱愛着と解離の類似について先に述べた。そうなるとＤ型行動と解離の関係について論じる必要が出てくる。すでに Main[7] もＤ型行動と解離の共通点について，心理学的観点から詳細な考察を試みている。

　しかしながら解離という用語は文脈によってあまりに多義的である。本稿では主として乳幼児期の解離を考察する。そして以後ここで使用する「解離」は，特に断らない限り Perry[8] の用法に従い，情動制御またはストレス反応から見て「過覚醒」の対極にあることに留意されたい。

　乳幼児期解離とＤ型行動，そしてトラウマティック・ストレスはどのような関係にあるのだろうか。以下に Perry[8] の理論を参照しつつ乳幼児のトラウマの成り立ちを考察する。

2．乳幼児とトラウマ記憶

　トラウマ事象は脳幹，中脳，辺縁系，皮質など脳活動の恒常性を広範に変化させてしまう。これは陳述記憶とは異質の，トラウマ記憶ができ上がることを意味する。ふだんは脳幹は自律神経と視床下部の出力を制御し，生理的状態と覚醒レベルを制御している。中脳からの出力は運動要素（例えば驚愕反応）を制御し，辺縁系からの出力は情動反応性と信号発信（例えば顔の表情）を修飾する。そして皮質は脅威を解釈して行為のプランを練ることに関与している。ストレッサーに対するこれら脳の各階層での多重出力は統御されており，安定した適応に役立っている。ところが平衡を取り戻せないストレスはこれら各階層において恒常性パターンを変えてしまう。これがトラウマ記憶である。おとなの成熟脳に形成されるこのトラウマ記憶は既成の神経回路の選択または再組織化にすぎないが，乳幼児の発達途上脳に起きるトラウマ記憶は脳を作り変えてしまう可能性がある。

3．ストレス反応としての２様式：過覚醒連続体と解離連続体[8]

　成人と同様，乳幼児のストレス反応にもエネルギー動員型の能動的（闘争－

遁走）反応と省エネルギー型の受動的（活動性低下）反応の2つの様式がある。前者には「過覚醒」反応，後者にはここでいう狭義の「解離」反応が含まれる。ストレスやトラウマ事象の最中の個体反応は，常にこの2つのさまざまな混合となる。ただし闘争も遁走もかなわぬ乳児の場合，過覚醒反応は成人とは別の表現型をとる。養育者への接近を希求する行動（愛着行動）がまさにそれである。そして適度な情動応答がなければ，これは無効なものとして解離反応に道をゆずる。また一般に，発達に伴い優勢な反応様式は解離から過覚醒へと変化する。この変化はもちろん思考や運動能力の発達に見合ったものではあるが，それだけでなく遺伝的素因，性差がからんでいる。

　上記2つの様式は生理学的にそれぞれ一連のカスケードに沿って進む反応であるため，Perryは過覚醒連続体（hyper arousal continuum），解離連続体（dissociative continuum）と呼んだ（**表2**）（筆者注：この場合の解離連続体はPutnamら[11]による「解離の連続体仮説」のそれとは異なる）。身体内外の環境からくるストレッサーはまず脳幹，中脳レベルで警戒反応を始動させる。この初期相に関与する系は，青斑核・腹側被蓋核から扁桃体への投射系（ノルアドレナリン作動性ニューロン）と考えられている。

　乳幼児のストレス対処の始まりは過覚醒連続体の初期相と同じであるが，覚醒レベルを上げ，養育者を求めて泣きわめき身をよじっている最中に，急に別の様式（解離連続体）が取って代わることがある。急激な運動制止，静穏化として見られるこの変化は，生理学的には血圧低下と徐脈を伴う。この行動状態の激変は動物の敗北反応に似ている。動物の敗北反応は，循環ノルアドレナリンが増加してコルチゾルが増加する点では闘争－遁走反応と共通しているが，迷走神経の緊張が劇的に高まる点が異なる。ヒトでの研究は少ないが，解離機制の強い被虐待小児の心拍数は過覚醒症候を示す児よりも少なかったという。

　ドパミン系（中脳－辺縁系路，中脳－皮質路）も重要である。この系は報酬系，感情調節（例えば，コカイン誘発性の多幸感）に密接にかかわっており，内因性オピオイドとともに痛みや不快感の処理にあたる。オピオイド系は痛覚や現実感覚の変容に関与する。これらの系も解離連続体のカスケードに含まれる。

　上記のようなストレス反応／情動制御の2様式は，さまざまな混合比で，生まれ持った気質として乳児期早期から表れ，愛着行動に彩りを与えると考えられる。一方で早期の虐待体験はトラウマ記憶を残し，極端な過覚醒または解離

表2　過覚醒連続体と解離連続体

	過覚醒連続体 （hyperarousal continuum）	解離連続体 （dissociative continuum）
臨床像	● 急性期： ○初期相（前警戒または警戒段階） ［覚醒（静穏・敏活）→前警戒（過敏） →警戒（不安・恐怖表現：表情，運動，発声などの変化）→養育者に向けた行動 →○養育者による有効な応答（＋）／（－） →○年長児の場合は闘争（怒り・威嚇・攻撃行動）または逃走 ● 後期 多動，不安，衝動的行動，睡眠障害，頻拍，高血圧	● 急性期： ○初期相は過覚醒連続体と同様 ○養育者による有効な応答（－）→行動の制止，静穏化，外界からの引きこもりと内界への没頭，（情緒的無反応），失神→受動性，従順 ● 後期 注意散漫，回避，麻痺，白昼夢，解離性遁走，現実感喪失，離人感，卒倒やカタトニー
関与する主な系	a. 青斑核（LC）から扁桃体・脳各部への広範な投射系（ノルアドレナリン作動性） b. 腹側被蓋核（VTN） c. 網様体賦活系（LC，VTN を含む） d. 交感神経系 e. 視床下部・下垂体・副腎皮質（→コルチゾル分泌）	＊初期相（前警戒または警戒段階）は過覚醒連続体と同様（a, b, c, d, e） ⅰ）副交感神経系（迷走神経系） ⅱ）中脳→辺縁系投射系（ドパミン作動性） ⅲ）中脳→皮質投射系（ドパミン作動性） ⅳ）オピオイド系
生理学的メカニズム	a. 新奇刺激への注意，感覚刺激のランクづけと選択（不急の情報を無視），警告反応の始動 b. 交感神経核を制御，青斑核と協働 c. 覚醒レベル亢進，感情や行動上の興奮，驚愕反応の促進 d. 心拍増加，血圧上昇，呼吸数増加，筋緊張亢進 e. 血糖上昇，代謝活性化，免疫系動員 ＊上記系の使用依存的過剰反応	＊初期相（前警戒または警戒段階）は過覚醒連続体と同様（a, b, c, d, e） ⅰ）急な血圧低下，徐脈 ⅱ），ⅲ）報酬系，感情調節（陽性感情へシフト） ⅳ）痛覚閾値低下，現実感覚の変容 ＊ⅱ），ⅲ），ⅳ）はともに痛みや不快感の処理を担う ＊性差（一般に女性に優位）あり ＊上記系の使用依存的過剰反応

（Perry [8] の論文を参考に要約）

を含む偏ったパターンとして神経系，免疫系に固定化されてゆく。

　以上が Perry [8] による解離とトラウマに関する記述の大意である。

4．freezing の神経生物学

　freezing は D 型行動の指標（**表 1**）の一つとされている。Main らは freezing を「運動や身振り，または抗重力的な姿勢で構えを保持することであり，児は腕を腰から側方へ伸ばしたまま立つか座っている」と定義し，同時に「閉眼または生気のない一点凝視，呆然またはトランス様表情」の有無について観察するように述べている [13]。また D 型行動指標（**表 1**）には stilling（児は楽な姿勢にあって積極的に重力に抗する必要がない）という類似の行動指標もあげられている。いずれにせよ，乳幼児の freezing や stilling 現象はたかだか 20 秒以内 [13] の移ろいやすいものであり，神経生理学的には解明されていない。

　動物実験では freezing は恐怖反応の行動指標として重要視されてきた。不快刺激による恐怖条件付け実験では，扁桃体中心核から中脳水道周囲の中心灰白質（periaqueductal gray：PAG）への投射系が freezing に関与していることが知られている [6]。実験動物の条件付け恐怖はトラウマ記憶形成のモデルにほかならない。ヒトの乳幼児の freezing の場合も，扁桃体から中脳 PAG への投射系が関与し，この独特の姿勢運動性出力を修飾していると推測される [12]。ただし乳幼児での実証データはない。

　通常 freezing は遁走直前の警戒反応極期（交感神経系の急激な亢進）と解釈されるようだが [15]，過覚醒連続体と解離連続体の境界にある，やや異質な状態であると考えられる [8]。棲息環境の異なる動物とヒトとでは freezing の意義も当然違うが，動物実験の結果から，ヒト乳幼児の freezing の場合も，たんに運動学的症候にとどまるのではなく，意識や記憶のプロセスをも障害すると考える研究者がある [14]。確かにこのことは乳幼児の freezing にトランス様表情を認めることがあるとした Main らの観察にも合致する [13]。また愛着体験についての非言語的記憶（内的作業モデル）に不連続性が生じてしまうこととも矛盾しない。

【事例】 初診時 2 歳 3 カ月，女児

家族歴：健康な両親から生まれた第 1 子。

生育歴：特記事項なし。

現病歴：妹出生の数週間前から分離不安を示し，母親が産院から自宅に戻ってもべったりくっついて離れなかった。妹出生後 19 日目に，遊んでいて急に目をつぶり，動作が 5 〜 6 秒間停止して呼びかけても応答がなかったが，自然に何事もなかったかのように動き出した。その翌日，夕食中にも同様に動作が停止した。しばらく収まっていたが約 2 週間後の朝，起床後歩き回っていて同様に突然動作が停止したため初診した。理学的，神経学的に異常なし。脳波，頭部 MRI も異常なし。母親には分離不安に伴う一過性症状であると説明。その後症状は完全に消失した（プライバシー保護のため必要最低限の情報提示に留めてある）。

この事例は新奇場面法ではないので D 型行動とは呼べないものの，Perry の説によって解釈することは可能であろう。すなわち分離体験のため，児の情動反応は解離連続体へとシフトした。おそらく些細な刺激に反応していたと考えられるが，具体的なトリガーは不明。数週間で回復した。

小児科学の教科書には乳幼児の特異な情動反応についての記述がある（**表 3**）[5]。十分な検討がなされているとはいいがたく，Perry の仮説から再考する余地がある。

表 3　乳幼児期の特異な情動反応

1. breath-holding spells
cyanotic spells
pallid spells
2. syncope
3. shuddering attacks
4. rage attacks or episodic dyscontrol syndrome
5. pseudoseizures

（文献 5）より引用）

迷走神経系による多様な制御と解離

　最もよく知られた迷走神経の役割は，「vagal brake（迷走神経制動）」と呼ばれる機能である。迷走神経系からの出力は交感神経系の急な興奮を阻止することがわかっており，この vagal brake は合目的的には安定化をめざしているともいえる[8, 14]。他方，先述した解離連続体の最も中心的メカニズムとして，vagal brake は急峻な静穏化や情動的覚醒レベル低下，失神その他の関連発作などを引き起こしていると考えられる。これこそが乳幼児の解離関連症候における根幹のメカニズムではないかと筆者は考えたい。

　vagal brake 以外の迷走神経系機能は軽視されがちであるが，実は迷走神経系は広く内臓や脳の領域（例えば延髄，視床下部）からの入力を受けている。また迷走神経核からの出力（遠心性線維）も多様で，大きく 2 系統に分かれており，疑核に発する遠心性出力は迷走神経複合体を形成して顔や頭・心臓の横紋筋と気管支平滑筋を制御し，背側運動神経核に発する遠心性出力は消化管など横隔膜下の内臓を制御する。

　これらのうち，顔の表情筋や頭部回旋筋群への運動性出力に迷走神経系が関与していることは，とりわけ早期の愛着行動において重要だと Porges[10] は述べている。なぜなら，生後数カ月までの乳児は移動ができないからである。そのため児の行動レパートリーは，愛着対象を視野に留めるべく頭部を回旋させて泣くなどきわめて限られており，その限られた運動を迷走神経系が修飾しているのである。

　その一方で，迷走神経複合体は養育者による応答に対して高度な反応性を示し，情動調律の本質をかたちづくる。またストレスからの回復期にも迷走神経の活動が起きているという。

　このように Porges[9, 10] の理論（polyvagal theory）は迷走神経系の多様な機能から，愛着機能や早期の社会性を解釈し直そうとする理論である。Porges によると自律神経系には 3 段階の系統発生があり，それぞれが動物の情動生活における行動のサブシステムとして機能している。すなわち不動化（擬態死，血管迷走神経失神，行動的閉じこもり），動員（闘争 - 逃走行動），社会的交流（顔の表情，発声や聞き取り）と関連しているという。解離における迷走神経系の

役割もまた想像以上に多彩な臨床像をもたらすにちがいない。

ストレス反応／情動制御における神経生物学的階層性

1. 階層理論と解離

　脳の各階層の基本的発生を決めるのは遺伝的な素因であるが，高次の神経回路の形成には愛着体験が必要である（使用依存的脳発達）[9]。Schore [12]によれば，生後 10 ～ 12 カ月になると，前頭眼窩皮質を中心とする高次脳の回路形成が活発化して，愛着行動の制御系の頂点に立つようになる。そしてそれは情動負荷により興奮した辺縁系に対して抑制的に働くようになる。D 型行動はこの階層性が崩れた状態と見なせるかもしれない。

　Perry [8] の過覚醒連続体，解離連続体は皮質下構造を基盤とした，発達的に下位の制御様式である。最近 van der Kolk が唱えている「発達的トラウマ障害」[16] は，この 2 様式が後の精神病理の土台になると考えたものであろう。すなわち van der Kolk は「トラウマ曝露（A 基準）の反復によって，トラウマ的なトリガーに対して引き起こされる調節障害パターンに変化（過大もしくは過少）が生じ，ベースラインに戻らない」というのである [16]。

2. 臨床像の多様性と発達変化

　Schore [12] は，乳幼児が急峻な情動的不活性化の瞬間を体験するとき，墜落感，興ざめ，脱力感，恥の感覚を味わうと述べている。このような陰性感情は生理的状態とつながっている。社会化への触媒にもなり，しつけに利用されるが，過度に反復すれば解離連続帯のカスケード反応をますます固定化させ，自己感覚の不連続性をもたらすというのである。

　過度の解離を体験し続ける乳幼児はその後どのような臨床像をたどるのだろうか？　D 型愛着を示す乳幼児の追跡研究には将来の解離性障害への方向を示唆するものがある [7]。けれども実際には，虐待された子どもの臨床像はあまりに多様である。彼らにはほとんどすべての児童精神科的診断名がついてしまう [8, 11, 12]。発達性トラウマ障害はトラウマによる情動制御パターンの変化と臨床像の関係を示唆しているが，もちろんその関係は互いに直線でつながるような単純なものではない。

発達と解離のダイナミック・システムモデル

1. ダイナミック・システム理論と発達

　臨床像の多様性を前にして発達神経学的モデルが行きづまる理由は，神経系の機能局在論にある。それへの批判的立場から1980年代に発展してきたダイナミック・システム理論は，生体を複雑なフィードバック・ループを持った多重入出力様式の制御系と見なす。このような制御系は外乱に対して動的平衡を保っているが，ときに新生の平衡パターンを自己組織化したり，カオスを出力したりする。発達もまたこのような現象の積み重ねと考えられるが，新生パターンは旧パターンを前提としており，制御系自体の条件にしばられてもいる。むしろこれらの拘束条件が発達における新たな組織化を促すともいえる。

2. 離散的行動状態モデル（discrete behavioral state model）

　Putnam による解離の離散的行動状態モデル（以下，DBS モデル）はダイナミック・システム理論の影響を強く受けている[11]。その特徴は以下のごとくである。①行動状態は，観測可能な生理学的・行動学的変数から構成された多次元状態空間の中にとる布置である。②児の行動は一連の離散的な行動状態（behavioral state）として組織化される。③各行動状態は互いに順番に継起する。④行動状態の間の遷移は比較的急で生理学的変化，行動，認知，感情，注意における不連続性を伴う。⑤乳幼児の行動状態は通常は予測可能な円環的経路をたどって遷移する。⑥トラウマは行動状態間に異常な新径路を生じる。⑦病的解離はトラウマによって誘起される行動状態であり，通常とは異質でさらに離散的である。

　この DBS モデルは Wolff の新生児行動状態の概念からヒントを得たものである。Wolff は初期の論文で新生児には6種類の行動状態が区別されるとした。すなわち，①規則睡眠，②不規則睡眠，③まどろみ，④覚醒敏活不活動─眼が開いて注意力はあるが体は動かない，⑤覚醒敏活活動─眼が開いて注意力もあり体も動く，⑥泣き，がそれである。これらの行動状態は運動活性，筋トーヌス，自発的な発声，心拍数，呼吸数とそのパターン，皮膚還流などの変数によって規定される布置である。

第8章　トラウマと脱愛着　141

　内外の感覚刺激や環境変化に対して生体システムが行動状態の安定を保つこと，そして複数の行動状態間を滑らかに遷移すること，この2つがシステム制御の最大目標である。例えば過覚醒に陥った新生児は開口したり，指しゃぶりをすることで交感神経活動を低減させるこのような自己刺激は発達的に旧式の制御パターン（胎生期起源）であって，乳児期中期になると養育者とのインタラクティヴな制御（すなわち愛着行動）が盛んになる。しかし旧パターンが消滅するわけではない。臨床現場に来る被虐待乳幼児には，しばしば常同的な自己刺激行動が組織化されて，嗜癖のニュアンスを帯びているのを見ることがある（頭部叩打，自咬など）。

3. 発達とメタ認知

　Perry の解離連続体は，種々のトリガーによる青斑核・腹側被蓋核の興奮に始まり，自律神経系の二相性反応と，内分泌系，そしてドパミン系，オピオイド系が連動したカスケード反応である。それは行動状態の遷移を制御する生理パターンの1つである。一方 Putnam の DBS モデルでは，病的解離はトラウマによって異質（異常）で不連続な離散的行動状態が生成することを意味している。freezing や stilling はトランス様の意識変容を伴うことがあるため[7]，病的解離の素朴な萌芽と考える研究者は多いようだ[7, 11, 12]。

　それでは乳幼児の行動状態の安定とスムーズな遷移を制御し，一貫した自己感覚を保証するものはいったい何か？　Putnam[11] はメタ認知（すなわち自己監視能力）であるという。メタ認知は概念としては納得しやすいが，脳の中にその主役を求めるのは難しい。それは情動にかかわる重要情報を細大もらさず受け取る中枢でなくてはならず，しかも行動状態を組織化する強力な情報を出力しなくてはならない。ある意味で Schore[12] は前頭眼窩皮質にその役割を求めたわけである。だが，愛着体験を通じてこそ前頭眼窩皮質は意味のある制御回路を形成するのである。愛着が他者の存在を前提としたインタラクティヴなシステムであることを忘れることはできない。メタ認知の発達を支えるのも，やはり他者（養育者）のまなざしとかかわりではないかと思う。

おわりに

脱愛着の本質は未組織型（D型）行動に表現されており，それは病的解離の萌芽とみなせることを述べた。Perryや Porgesらの理論を総合すると，解離には迷走神経系が関与している可能性が強い。しかし他にどのような系が加わってカスケード反応を起こすのかは解明されていない。一般に神経生物学的モデルは，最初に選んだ構造物や機能系にしばられる矛盾を常に抱えているのであり，DBS モデルも生理学的変数に拘束される点では同様である。このような限界はあるものの，愛着行動をインタラクティヴな生物学的制御反応と考えることにより，なぜトラウマが個体を越えて心理社会的次元にまたがる現象であるのかをより深く理解できるであろう。

文　献

1) Bowlby, J.: Attachment and loss. vol.1 Attachmcnt. Basic Books, New York, 1973.（黒田実郎監訳. 母子関係の理論Ⅰ　愛着行動. 岩崎学術出版社，東京，1991）

2) Bowlby, J.: Attachment and loss, vol.2 Separation. Basic Books, New York, 1973.（黒田実郎監訳：母子関係の理論Ⅱ　分離不安. 岩崎学術出版，東京，1991）

3) Bowlby, J.: A secure base. Tavistock/Routledge, London, 1988.（二木武監訳：母と子のアタッチメント　心の安全基地. 医歯薬出版，1993）

4) Buss, K. A., Malmstadt Schumacher, J. R., Dolski. I., et al.: Right frontal brain activity, cortisol, and withdrawal behavior in 6-monthold infants. Behav. Neurosci, 17;11-20, 2003.

5) Haslam, R. H. A.: Conditions that mimic seizurese: (ed), Berman, R. E., et al. Nelson textbook of pediatrics. W. B. Saunders, Philadelphia, 1700-1702, 1996.

6) Ledoux, J. E., Iwata,, J., Cicchetti, P., et al.: Different projections of the central amygdaloid nucleus mediate autonomic and behavioral correlates of conditioned fear. J. Neurosci., 8; 2517-2529, 1988.

7) Main, M., & Morgan, M.: Disorganization and disorientation in infant strange situation behavior──Phenotype resemblance to dissociative states: (ed.), Michelson, L. K., & Ray, W. Handbook of dissociation; Theoretical, emplrical, and clinical perspective. Plenum Press, New York, 107-138, 1996.

8) Perry, B. D., & Pollard, R.: Homeostasis, stress, trauma, and adaptation; A neurodevelopmental view of childhood trauma. Child. Adolesc. Psychiatr. Clin. N. Am.,

7; 33-51, 1998.

9) Porges, S. W.: The polyvagal theory. Phylogenetic substrates of a social nervous system. Int. J. Psychophysiol., 42; 29-53, 2001.

10) Porges, S. W.: Social engagement and attachment. A phylogenetic perspective. Ann. N. Y. Acad. Sci., 1008; 31-47, 2003.

11) Putnam, F.: Dissociati on in childre n and adolescents. A developmental approach. Guilford Press, New York, 1997. (中井久夫訳：解離　若年者における病理と治療．みすず書房，東京，2001)

12) Schore, A. N.: Affect regulation and disorders of the self. W. W. Norton & Company, New York, 2003.

13) Solomon, J., & George, C.: Attachment disorganization. Guilford Press, New York, 1999.

14) van der Kolk, B. A., McFarlane, A. C., Weisaeth, L.: Traumatic stress; The effects of overwhelming experience on mind, body, and society. Guilford Press, New York, 1996. (西澤哲監訳：トラウマティック・ストレス，誠信書房，東京，2001)

15) van der Kolk, B. A.: The neurobiology of child hood trauma and abuse. Child. Adolesc. Psychiatr. Clin. N. Am., 12; 293-317, ix., 2003.

16) 白川美也子：子ども虐待による長期の影響．治療，87; 3200-3207，2005.

(紙数の制限上，原典を明記できなかったが，多くの重要文献が7)，12)，13) に所収されている)。

9

子どもの性問題行動の理解と支援
―アタッチメントとトラウマの観点から―

浅野恭子・野坂祐子

はじめに

　近年，児童福祉領域のみならず学校や一般臨床においても，性問題行動のある子どもとその養育者への支援ニーズが高まっている。社会的養護[注]のもとにある子どもたちへの支援では，子どもへの治療教育を行いながら，施設全体での支援体制づくりや再発防止の取り組みなど，子どもが生活する環境（生活圏）全体への働きかけが行われる[11]。家庭での生活を継続しながら社会内で個別面接やグループセラピーによる治療教育を実施する際も，子どもと並行した保護者支援の重要性が強調されており，併せて学校や地域社会でのモニタリングと包括的な援助が求められている。

　このように，性問題行動のある子どもの支援においては，保護者や施設職員など養育者とともに取り組むことが肝要である。支援者は，子どもと養育者の関係性を改善し，強化するための働きかけを行う。青年期以降の性加害行動は「関係性の病」[8]とも呼ばれ，その支援においては性暴力に至る思考－感情－行動の連鎖の認識と対処方法の習得とともに，対等で信頼に基づく対人関係を持つ力を伸長させることの必要性が強調されている[8]。子どもにおいても，養育者との関係性を改善し，コミュニケーションを良好にすることで，子ども自身が被害的で他罰的な「思考の誤り」を見直し，適切な感情表出をする基盤ができる。性問題行動の治療教育は，認知行動療法をベースとした心理教育と環

注）社会的養護とは，保護者のない児童や，保護者に監護させることが適当でない児童を，公的責任で社会的に養育し，保護するとともに，養育に大きな困難を抱える家庭への支援を行うことである（厚生労働省：http://www.mhlw.go.jp/stf/seisakunitsuite/bunya/kodomo/kodomo_kosodate/syakaiteki_yougo/ より引用。2016 年 4 月 1 日アクセス）

境調整からなるが，それらの課題を遂行するには，子どもが安心や安全を感じられる環境と関係性が不可欠である。

　ところが，社会的養護のもとにある子どもの場合，幼少期のアタッチメントタイプが不安定，あるいは無秩序・無方向型であるために，生活支援を行う職員等と子どもの関係性を強化するのは容易ではない。ましてや治療者との安心した関係づくりも難しい。一方，社会内において支援を受けている親子であっても，家族の相互交流に課題がみられるのが一般的である。虐待や暴力がなくても，親子や夫婦のコミュニケーションが乏しかったり，家庭内のバウンダリーが混乱していたりして，安定したアタッチメントが形成されていない場合もある。

　成人の性犯罪や子どもの性問題行動とアタッチメントの関連については，これまでにさまざまな研究がなされているが，Rich[13] は，アタッチメント自体が測定しにくく，一貫した表現がなされていないという特徴があるために，それらのつながりを実証できるような研究はないと指摘している。確かに，アタッチメント形成が不十分な子どものすべてが性問題行動に至るわけではないが，性問題行動を示す子どもにアタッチメントの課題がみられるのもまた事実である。そのため，性問題行動のある子どもの支援においては，アタッチメント自体が治療のターゲットとなるとも言われている[6, 13]。

　本稿では，アタッチメント理論および性問題行動の背景に関する研究を概観し，性問題行動を示す子どもたちとその養育者を対象とした治療教育の実践例を通して，性問題行動の理解と支援の方向性をアタッチメントとトラウマの観点から考察する。

アタッチメント理論の概観

　アタッチメントは，Bowlby が示した概念であり，個体がある危機的状況に接し，あるいはまた，そうした危機を予知し，恐れや不安の情動が強く喚起された時に，特定の他の個体への近接を通して，主観的な安全の感覚を回復・維持しようとする傾性を指す。つまり，（潜在的）危機によって生じたネガティブな情動状態を低減（マイナス方向に転じた情動状態をニュートラルなゼロの状態に戻す）させ，自らが安全であるという主観的意識を個体にもたらすこと

がアタッチメントの心理社会的機能といえる[5]。

アタッチメントは本能的なプロセスであり，子どもが安全を感じ，自身の情動調節の力を発達させていく基盤となる。アタッチメントの安定性は，子ども側の本能的なしがみつきと，それに応じるべき親側の感受性や対応という相互作用の中で定まる。Bowlby は，養育者の敏感性（sensitivity）の差異が，子どもと養育者の日常的関わりの質を規定し，その累積の中で，子どもはその関係性の特質を内的作業モデルとして徐々に内在化し，それに応じた独特のアタッチメント行動のパターンを固定化するようになると仮定した。親が子どもに関心を注ぎ，高い感受性をもって子どもに調子を合わせながらふるまい，子どもの安全感が揺らいだ時にそれを修復しようと努めることによって，アタッチメントの安定性はより高められる。

Ainsworth らは，ストレンジ・シチュエーション法により，養育者との分離・再会の際の乳児の様子を観察し，子どもの行動上の差によって，「回避型（Aタイプ）」，「安定型（Bタイプ）」，「両価型（Cタイプ）」の３つのタイプに分類した。その後，Main と Solomon は，この３タイプに分類が困難な子どもについて詳細に検討し，近接と回避という本来両立しない行動を示す一群を「無秩序・無方向型（Dタイプ）」に分類した。

Bowlby が仮定した「内的作業モデル」が，生涯にわたって連続するのかどうかということは，実証的な意味でも，臨床的な意味でも重要な関心事であるが，長期縦断的な研究というのは，ごくわずかしかない[5]。成人のアタッチメントタイプを検討する際は，AAI（Adult Attachment Interview）という面接手法を用いることが一般的であり，「アタッチメント軽視（拒絶）型」，「安定自律型」，「とらわれ型」，「未解決型」の４つのタイプに分類される[5]。遠藤[5]は，数少ない長期縦断的な研究からは，乳幼児期のアタッチメントタイプと成人期のアタッチメントタイプは，おおむね緩やかな連続性があるとされる一方で，ハイリスク家庭で育った人を対象とした Weinfield らの研究のように，虐待，家庭内不和，親の抑うつなど，ネガティブな事態にさらされる確率の高いサンプルでは，アタッチメントの質がその時々の環境の特質に起因して変動しやすくなると推察されていると紹介している。つまり，養育者との間で経験したものとは異なる反応をする他者との間に緊密で持続的な関係性が構築されることで，内なるアタッチメントの質が大きく変貌する可能性があるということであ

り，逆境的な家庭環境で育った子どもであっても，のちに安全な環境や信頼できる大人との関わりを得ることで，アタッチメントの質を変えていくことが期待できる。

子どもの性問題行動とその背景要因

1．子どもの典型的な性行動と性問題行動

　子どもの性的発達は，乳幼児期から身体・認知・言語・社会性の発達と相まって進展し，成長過程でさまざまな性行動が出現する[14]。「性」という用語が使われているが，子どもの性行動の意図や動機は，性的な満足感や刺激を得るためというより，好奇心や模倣，注意を引く，自分を慰めるなどの他の理由と関連している可能性が高い。一方，子どもの性行動が長期にわたって続き，頻度が高く，それにより子どもの対人面・認知面の発達を妨げている場合は「問題」とみなされる。性行動に関わる両者の年齢や発達的な能力差，大人の介入でも頻度が減らない，性器を痛める方法，強制や脅迫，暴力が用いられたり，秘密が強要されている，また感情的苦痛を伴うといった場合には，性問題行動と考えられ，支援や介入が必要となる[3,6]。

2．子どもの性問題行動の背景要因

　子どもの性問題行動の発現および維持には，家族，社会，経済および発達上の複数の要因が寄与する[1]。要因には，性的虐待，身体的虐待，ネグレクト，不安定な養育環境，性的な刺激への曝露，非常に性的な環境での生活，家庭内暴力への曝露などが含まれる[7]。また，衝動性や発達の遅れといった子ども自身の脆弱性も寄与する。

　Greenbergら[9]は，幼児の問題行動が持続するリスク要因として，子どもの生物学的特性，親のしつけと社会化の訓練，家族の生態系，早期のアタッチメントの質の4つを特定した。この枠組みにも基づき Friedrichら[7]は，子どもが性問題行動に至る道筋について，発達を考慮した次の4つの要素で示した。①累積ストレス（Greenberg による家族の生態系に相当），②強制のモデリング（早期のアタッチメントの質，親のしつけ），③行動化の傾向（生物学的特性，早期のアタッチメントの質），④歪んだ性的関係（親のしつけ，早期のアタッ

チメントの質）である。累積ストレスとは，子ども時代の逆境（親の離婚，貧困，混乱した養育等）の総量を指す。こうした逆境体験に加えて，虐待を繰り返し体験したり，大人が他者を虐待している姿（DV 等）を観察することにより，子どもは他者に侵入的，強制的に関わるスタイルを学習すると考えられ，いじめや他者を残酷に扱うといった行動化の問題がみられることもある。

　このことから，子どもの性問題行動には，早期の直接的あるいは間接的に体験した養育者等との関係性が大きく影響しているといえよう。子どもが安全にアタッチできる養育者の存在は，アタッチメントのみならず適切なバウンダリーを示すモデルとしても機能する。

　安全でない早期のアタッチメントはまた，歪んだ性的な関わりとも関連している。アタッチメント形成不全の子どもは，バウンダリーと自己刺激の問題が持続しやすいことが指摘されており [12]，こうした子どもが他者のバウンダリーを侵害して性的な接触をしたり，自己慰撫として開始した性的な自己刺激が次第に性的な意味合いを帯びていくことも考えられる。

　本来，親が子どもに調子を合わせて感受性高く反応することは，原初的な子どもの感情を支持し，子どもが受け入れられているという感じを強め，自律性を獲得していくうえで重要なものである。何らかの原因により，親が子どもに関心を向けたり，子どもの状態に敏感に反応したりすることができず，子どもに調子を合わせて不安や興奮をなだめることがうまくできない場合はアタッチメントが不安定になり，他の要因と相まって性問題行動の出現につながる可能性がある。そのため，Friedrich [6] は，性問題行動の治療教育においても親子の相互作用の改善が重要な鍵になると主張している。

社会的養護のもとで生活する子どもたちへの支援

　ここまで，性問題行動のある子どもの背景要因の１つであるアタッチメントに着目し，幼少期の生活環境や養育者との相互作用の特徴をまとめた。それをふまえ，社会的養護のもとで性問題行動の治療教育を受けた子どもと，家庭で暮らしながら社会内で治療教育を受けた子どもへの支援事例を示しながら，それぞれの課題や支援の方向性を考察する。

　社会的養護のもとで生活している子どものうち，児童養護施設，情緒障害児

短期治療施設，児童自立支援施設で生活している子どもの約6割から7割に被虐待体験があることが報告されている[10]。乳児院で生活している子どもや里親委託されている子どもについては，それぞれ3割程度の被虐待率が示されているが，幼い時期に生みの親の元から離れた生活を送ることは，アタッチメント形成に影響を及ぼす可能性が高いと推察される。また同報告書によると，施設等への入所理由は，ネグレクト，虐待，養育拒否等の「児童虐待」に相当するものが3割から5割であるが，その他の理由として挙げられている，保護者の死亡，行方不明，離婚，拘禁，入院，精神疾患等も，子どもの安全なアタッチメント形成という観点からは，大きなリスク要因と考えられる。

そのため，たとえ施設入所や里親委託の直接的な理由が虐待からの保護でなくても，情緒的に十分に発達していない時期に養育者から分離されることは，子どもにトラウマティックな出来事と認識される可能性がある[4]。社会的養護の現場では，虐待やネグレクト，親子分離等のトラウマによる影響を理解し，子どもと安心・安全な関係性を築くことが目指される。

下記事例Aは，施設に入所後に性問題行動を呈した中学生男児のケースである。なお，個人が特定される可能性のある情報は改変している。

【事例A】　施設内で年少男児への性問題行動を示した中学生男児

Aは，生後しばらくは父母と生活していたが，母が父からのDVによって家を出たため，父と2人暮らしになった。父からはしつけを名目に暴力や暴言が繰り返され，父と内縁女性とのセックス場面やポルノ画像を見せられることもしばしばだった。父は借金を重ねており，その取り立てに来た複数の男性がAの目の前で父を罵倒したり，家の前で暴れたりすることもあった。また父は，借金取りから身を隠すために，幼いAを家に残して戻らないこともあった。

Aの状況を知った母は，公的機関の力も借りてAを引き取りともに暮らすようになった。しかしその後，うつ状態になり，家事やAの世話もできなくなった。食事もままならならず，風呂にも入れずに登校していたAは，他の子どもから「くさい」といじめられ，教員の目の届かないところで暴力を振るわれた。ある日，母はAを置いて家を出たきり行方が知れなくなった。そして児童相談所に保護されたAは，児童養護施設入所となった。

入所直後は，食事や入浴ができることを喜んでいたAだったが，ある時，

同年代の子どもから物を取りあげられ、殴られそうになった。Aはもう二度とやられるのは嫌だと思い、必死に抵抗した。それ以来、Aは「やるか、やられるかだ」という考え方にとらわれ、相手の些細なふるまいを攻撃と認知し、「やられる前に」自分から殴りかかるようになった。力のある上級生に取り入りながら、同年代とはケンカばかりでトラブルが絶えなかった。

　中学生になったある日、同じ施設の高校生の男子に誘われて一緒にAVを見ていた最中、いきなり性器を触られた。その場では、高校生がふざけているのだと考えて、笑いながら応じていたAだったが、それ以来、突然「どうしようもないイライラ」を感じるようになった。日常生活でも、突然、この「イライラ」に襲われるようになり、性的な行動をとらずにはいられなくなった。同じ施設で暮らす小学校低学年の男児Yのペニスを触ると、Aは、自分の気持ちが落ち着いたように感じられた。次第にAの行動はエスカレートし、Yのペニスをなめて、自分の肛門に入れるように強いるようになった。

　当時のAは、突如襲われる「イライラ」に対処するには、こうするしかないと考えていた。のちに、この「イライラ」について、A自身は「ものすごく孤独な感じ、不安、恐いような気分」と語った。

　Yへの性暴力が明らかとなり、Aはより監督の厳しい施設に措置変更され、そこで治療教育を受けることとなった。治療開始当初、Aは面接場面で面接者（心理士）と一対一で対峙すること自体に不安を抱き、頭を揺らして意図的に意識を飛ばしているかのような行動を示した。そこで、A自身が面接者との距離を自由に調整できるように面接室を和室に切り替え、苦しくなったらトイレに行くなど一旦その場を離れられるようにして、A自身のコントロール感を高める工夫をした。約1年にわたった治療教育の前半は、面接場面でのAの安心感を高め、面接者とAの関係づくりに重点がおかれた。

　Aは、高校生から「AVを見せられ性器を触られた」という体験をきっかけに、突然の「イライラ」に襲われるようになり、性暴力に至っている。このことから、高校生からの性被害体験が、幼少期のトラウマを想起させるリマインダーとなった可能性も考えられた。トラウマに関する一般的な心理教育の際には「虐待や性被害なんて受けていない」と否認していたAだが、具体的なトラウマ反応のリストを見せると「ほとんどあてはまる」と答えた。

　治療教育の終盤に面接経過を振り返り、面接者が「最初のうちは『忘れた，

覚えていない』と言うことが多かった」ことを指摘すると，Aは「覚えてい
ていいことなんてなかったから」と答えた。面接の最終回に「今日で面接が終
わりかと思うと名残惜しい」と語ったAは，治療教育の成果について「自分
が何を考えているのかがわかるようになったこと」を挙げた。

【事例A】の考察

　Aが育った環境は，前述したFriedrichの示した性問題行動の背景要因のす
べてにあてはまる。幼少期の家庭の逆境の累積は深刻であり，親や身近な大人
の言動をモデリングし，パワーによる対人操作や暴力的なセクシャリティを学
習したと考えられる。力による支配－被支配関係に過敏に反応し，自己防衛の
ために先んじて攻撃するといった行動パターンが形成され，それがさらなるト
ラブルを招いていた。

　学校や施設においても，いじめや性被害といったバウンダリーの侵害行為
を受けていたAであるが，いずれの状況でも大人に助けを求めることはなく，
自分で対処しようとしていた。幼少期から暴力を受け続け，バウンダリーを守
られた経験のないAにとって，自分の身に起きたことを「被害」と認識する
ことは難しく，誰かに「助けてもらう」という経験も乏しい。大人は安心して
頼れる存在ではなく，自分がネガティブな感情を表出したとしても，対処し
てもらえるとは期待できなかったのだろう。こうしたAの無力感や孤立感は，
幼少期からの父母との不安定で侵襲的な関係性から生じたものと考えられ，そ
の後のさまざまな関係性において内的作業モデルとして機能し続けていた。

　社会的養護のもとで暮らす子どもは，トラウマティックな出来事に対してと
りわけ脆弱であることが指摘されている[4]。Aが，施設入所後に高校生から性
被害を受けたことは，その後，年少児に対する性問題行動を引き起こした要因
の1つと推察されるが，被害体験による直接的な影響というより，男子に性器
を触られたことによって，過去のさまざまな暴力被害や性的曝露によるトラウ
マ記憶と，その時に抑圧していた負の感情を思い出したことによる混乱が行動
化したものとも考えられる。幼少期のトラウマに対するケアがなされないまま
思春期を迎えたAは，圧倒されるほどの不安や恐怖を「どうしようもないイ
ライラ」としか認識できず，原因も対処法もわからぬまま，「性暴力」という
不適切な行動で切り抜けようとしていたといえる。

措置変更によってAが入所した施設は，規則が明確であり，大人によるモニタリングや特定の職員による生活支援が受けられた。規則や役割，日課など明確な枠組みのある環境のもと，大人による指導やモニタリングがなされることで，子どもたちは暴力等の被害から守られる。また，健全なバウンダリーのモデルが示され，運動や作業等を通しての仲間との関わり，さらに生活内のさまざまなトラブルに対して適切な対処法を学習できる施設の構造や支援方針が，性問題行動の抑止の一助となったと考えられる。励ましや肯定的なフィードバックによって，徐々に担当職員との安定した関係性が築かれたことが，治療教育の進展を後押ししたといえよう。

生活内支援と治療教育の相乗効果により，Aは自ら職員に相談をもちかけ，自分の気持ちを話せるようになった。それに伴い，A自身の言語能力や表現力なども向上し，当初は断片的だった生い立ちの記憶も少しずつ整理されていき，親との関係についても，肯定的な面と否定的な面の両方を語れるようになった。施設職員との継続的で安定した関係性を体験し，対人関係におけるトラブルを修復する体験を重ねることによって，十分とは言えないまでも，AAIによるアタッチメントタイプでいう「不安定」なアタッチメントから，「安定自律型」へと変動しつつあったとも考えられる。当初，自分の感情を行動化でしか表せなかったAが，面接最終回に，面接者との別れに伴う感情を「名残惜しい」と表現できたことも，Aの変化や成長の一端を示すように思われる。

社会内での保護者と子どもへの支援

社会内で実施している治療教育の場でみられるケースには，一見，何の問題もないかのように思われる家庭に育ち，他に何の非行歴もない子どもが性問題行動を行うといったパターンが少なくない。以下の事例も，個人が特定されないよう情報の改変を行っている。

【事例B】 同じ中学校の女児に性問題行動を示した男児

中学生の男児Bは，ごく一般的な中流家庭で育ち，両親とB，弟の4人家族である。それまで大きな病歴やトラウマもなく，学校には休まず通い，クラブや勉強にもまじめに取り組んでいた。学校では特に目立つところのない生徒

とみられており，Bが塾帰りや下校途中に同級生や下級生の女児の後をつけて繰り返し抱きついていたことが明らかになると，保護者はもちろん，知らされた教員も驚いたという。

Bと保護者は，在宅のまま社会内で治療教育を受けることになり，週1回，同年代の子どもたちとの治療教育グループに参加することになった。保護者も親のためのグループに参加し，心情を語りあい，子どもと同様の学習課題に取り組むとともに，コミュニケーションスキルの練習などを行った。

Bの課題は，自分の気持ちがわからず，言いたいことを相手に伝えられない点にあった。クラブで思うような成果を出せず，学校の成績も伸び悩んでいたBは焦りや苛立ちを感じ，同級生の女子に話しかけたいのにうまく関われないことに対しても，自信を失っていた。しかし，そうした気持ちを自分では自覚できず，ただ漠然としたイライラ感を募らせていた。保護者は，そんなBの態度を「反抗期だろう」と考えて，放っておいたという。

家庭内では親子の会話が少なく，Bは「親に関心を向けられていない」「弟ではなく自分ばかりがいつも注意される」と感じていた。女児につきまとう間は，「こんなことをしてはいけない」と思う一方で，「ドキドキしてスリルを感じる」のが心地よく，抱きつく瞬間は「うまくいった感じ，ワクワクする」のでやめられなくなったという。すぐに警察に捕まる不安を感じて後悔するものの，日常生活での疎外感やイライラが高まると同じパターンを繰り返していた。

治療教育の中で，Bは感情を表す言葉を増やし，出来事に伴う感情を表現する練習や，アサーティブに自分の思いを伝える練習を重ねた。一連の治療教育を通して，B自身が自分の考え方や感情を理解できるようになり，それを明確に表現できるようになった。具体的な問題解決法のレパートリーも増やすことができた。

Bの保護者は，穏やかな性格で，自分の意見を押し付けるようなタイプではなかったが，Bと同じく自分の思いを表現することが苦手で，グループにおいても，あいまいな表情を浮かべるばかりで意見を言うことができなかった。両親ともにBに対してあからさまな拒否をしていたわけではないが，お互いのコミュニケーションがうまく成立していないようだった。保護者もまた，子ども時代に情緒的な交流が乏しい家庭で育ち，他者と深く関わろうとしない回避的なコミュニケーションパターンがみられた。育児においても，子どもの思い

や努力の過程より，結果や成績といった基準に反応しやすく，それがBには
プレッシャーと感じられていた。

　こうした保護者のコミュニケーションの傾向や価値観について，子どもの
視点で見直す作業をするなかで，Bの両親は自分たちの課題を自覚するように
なった。グループに対する安心感が高まり，スタッフやメンバーに信頼を寄せ
るようになると，自発的な発言も増え，率直な意見を述べられるようになった。
ロールプレイなどでコミュニケーションの練習を続けるうち，Bの話にしっか
り耳を傾けられるようになった。

　約1年間の治療教育の修了時，Bは「親がぼくのつまらない話にもちゃんと
耳を傾けてくれるようになった」と語り，保護者の関心が自分に向けられてい
る感覚を持てるようになった。B自身も保護者に些細なことでも話すようにな
り，自分の気持ちや考えを表現できるようになったので，保護者も「子どもの
気持ちや考えがわかるようになり，以前より話すのが楽しくなった」と述べた。

【事例B】の考察

　Bの家庭は，決して逆境的な環境ではなく，一定のアタッチメントが形成さ
れていた。しかし，親子のアタッチメントは安定型とは言えず，子どものシグ
ナルに対する親側の感受性の低さがうかがえた。暴力や支配はないものの，B
に対する保護者の応答のタイミングや内容が子どもの求めるものとは微妙にズ
レており，実際，通所初期には親子のコミュニケーションのズレや不一致が頻
繁に観察された。

　性問題行動の治療教育には，感情の認知や表現，「思考－感情－行動」のつ
ながりなどの学習課題が含まれる。こうした課題を通して，子どもは自分の気
持ちや考えを明確にし，それをわかりやすく人に伝える力をつけていく。それ
と同時に，保護者が子どもの気持ちに注目し，話をよく聴くための具体的なス
キルを身につけることで，親子の相互交流が深まり，アタッチメントを強化す
ることができる。こうした親子のコミュニケーションの質の改善が，性問題行
動の再発抑止になるとともに，子どもの回復と自立を促すものになると考えら
れる。

まとめ

．．．．．．．．．．．．．．．．．．

　性問題行動のうち，とりわけ侵襲性の高い性加害行動を行う子どもの行動様式を分析すると，常に思考の誤りによって生じたネガティブな情動状態があり，その苦痛な情動を軽減させるために性加害行動に至ったことがわかる。子どもにとって安全基地となるアタッチメント対象のない子どもがネガティブな情動状態に置かれると，性加害行動が「様々な危機やストレッサーとの遭遇によって生じた身体の緊急反応あるいは一時的に崩れた神経生理学的ホメオスタシスを，再び定常的状態に引き戻す」[5]機能を果たすのかもしれない。ネガティブな情動状態を不適切な性的接触や性的刺激で解消しようとする子どもたちに共通しているのは，安定したアタッチメント対象がない，もしくは身近な対象にうまくアタッチできないという問題であろう。

　社会的養護の現場では，事例Aのような怒りや攻撃性を背景とした一方的な性加害行動だけでなく，強制はしないものの同じようなニーズをもった子ども同士が相互に性行動をとるパターンもみられる。こうした子どもの特徴として挙げられるのは情動の欠如であり，他の子どもとの性行動においても無感動で事務的な態度を示す。彼らは，あたかも自閉症児が心理的安全基地を獲得するまでに，アタッチメント対象を「道具的安全基地」にしているかのように，自分に快の感情を喚起する行動を行ってくれる1つの道具として相手をとらえている[2]ようにも見受けられる。

　Friedrich[6]は，性問題行動を示す幼児とその親を対象として，親子のアタッチメントを強化し，健全な安全基地として親が機能できるよう支援を行った。社会的養護のもとにある子どもたちにも，子どもの安全・安心な生活を提供しながら治療教育を行うことにより，子どもの非機能的な対人認知に変化をもたらす可能性はあるだろう。社会内での治療教育においても，親自身のアタッチメントタイプが子どもの養育やアタッチメントに影響を及ぼす可能性が考えられるが，こうしたアタッチメントの世代間伝達についてはまだ研究途上であり，縦断的な研究による成果が待たれる。早期のアタッチメントの不安定さやトラウマが必ずしも性問題行動を引き起こすわけではないが，性問題行動を示す子どもとその養育者のアタッチメントタイプやトラウマに着目することは，性問

題行動のアセスメントと再発予防を講じるうえで有益と考えられる。

文　献

1) ATSA (Association for the Treatment of Sexual Abusers) : Report of the Task Force on Children with Sexual Behavior Problems. 2006. https://www.atsa.com/pdfs/Report-TFCSBP.pdf（2016 年 3 月 1 日アクセス）
2) 別府哲：障害を持つ子どもにおけるアタッチメント．数井みゆき，遠藤利彦編著：アタッチメントと臨床領域．ミネルヴァ書房，京都，59-78, 2007.
3) Bonner, B. L.: Treatment of children with sexual behavior problems. 2008.（大阪府立修徳学院主催「子どもの性問題行動の理解と支援に関するセミナー」における講義資料（2008 年 9 月 11 日取得））
4) Chadwick Trauma-Informed Systems Project: Creating Trauma-Informed Child Welfare Systems; A Guide for Administrators (2nd ed.). Chadwick Center for Children and Families, San Diego, CA, 2013.
5) 遠藤利彦：アタッチメント理論とその実証研究を俯瞰する．数井みゆき，遠藤利彦編著：アタッチメントと臨床領域．ミネルヴァ書房，京都，1-58, 2007.
6) Friedrich, W. N.: Children with Sexual Behavior Problems; Family-Based Attachment-Focused Therapy. W. W. Norton & Company, New York, 2007.
7) Friedrich, W. N., Davies, W. H., Fehrer, E., et al.: Sexual behavior problems in preteen children; developmental, ecological and behavioral correlates. Ann. N. Y. Acad. Sci., 989; 95-104, 2003.
8) 藤岡淳子：性暴力の理解と治療教育．誠信書房，東京，2006.
9) Greenberg, M. T., Speltz, M. L., & DeKlyen, M.: The role of attachment in the early development of disruptive behavior problems. Dev. Psychopathol., 5; 191-213, 1993.
10) 厚生労働省雇用均等・児童家庭局：児童養護施設入所児童等調査結果（平成 25 年 2 月 1 日現在）．厚生労働省，2016.
11) 野坂祐子，浅野恭子：児童養護施設におけるトラウマインフォームド・システムの構築；子ども間の性問題行動への理解と再発防止に向けた取組み．学校危機とメンタルケア，8; 60-78, 2016.
12) O'Connor, T. G., & Rutter, M.: Attachment disorder behavior following early severe deprivation; Extension and longitudinal follow-up. J. Am. Acad. Child. Adolesc. Psychiatry, 39; 703-712, 2000.
13) Rich, P.: Understanding, Assessing, and Rehabilitating Juvenile Sexual Offenders. Second edition. John Wiley & Sons, New York, 2011.
14) Silovsky, J. F.: Taking Action; Support for families of children with sexual behavior problems. The Safer Society Press, 2009.

10

児童養護施設における子どもたちの自伝的記憶
―トラウマと愛着の観点から―

森　茂起

記憶の本質的現象は語ることである

——Pierre Janet [5]

「自伝的記憶（autobiographical memory）」は，「過去の自己に関わる記憶の総体」[20] を指す言葉である。自伝的記憶が児童養護施設における実践に大いに関係することは，言うまでもない。子どもたちは，過去に多数の困難な経験を重ねており，心理，行動上のさまざまの問題を引き起こしている[4]。それらに関する記憶の扱いは，日常的ケアにおいても，いわゆる環境療法の観点からも，あるいは個別心理療法の観点からも，重要な課題の1つである。

本論では，児童養護施設におけるケアを，「自伝的記憶の扱い」という観点から考えるため，まず自伝的記憶の概念を概観したのち，トラウマおよび愛着と自伝的記憶の関係を論じる。そして最後に，児童養護施設において自伝的記憶を扱う方法論を紹介する。トラウマと愛着は，児童養護施設の実践に深く関わる主題であるが，それぞれにはすでに膨大な研究と実践が存在し，動向を把握するだけでも大変な作業である。「自伝的記憶の扱い」に焦点を当てることで，児童養護施設に暮らす子どもたちの「トラウマ―愛着」問題の整理の一助ともなることを期待したい。

自伝的記憶の概念

自伝的記憶に関係する研究には長い歴史があるが，記憶研究の一分野として位置づけられ，知識の総合が試みられるようになったのは，比較的新しいことである。1986 年の『Autobiographical Memory』[17] の出版は，その意味で1

つの時代を画すものであった。日本では，2008年の『自伝的記憶の心理学』[20] が最初のその種の著作である。これらをみると，自伝的記憶の理解がさまざまの記憶研究の総合の上に成り立っていることがわかる。

　記憶は，短期記憶と長期記憶に分類され，長期記憶は，エピソード記憶，意味記憶，手続記憶に分類されるのが普通である。エピソード記憶が自伝的記憶の重要な部分を占めることは間違いないが，自伝的記憶の概念はエピソード記憶の集合体ではない。自伝的記憶には，一回のエピソードを意味する「個人的記憶」だけでなく，複数回の記憶を包括した「概括的な個人的記憶」や，過去の経験を事実として知っているがエピソードとしては想起できない「自伝的事実」，さらには過去の経験を抽象化した理解である「自己スキーマ」も含まれる。つまり，自己に関する意味記憶も自伝的記憶の一部とみなされている。

　個人の歴史という側面に限っても，自伝的記憶は，時間の流れに沿ったエピソード記憶の一次元的連続ではない。比較的大きな出来事や環境の変化など区切られる「人生の段階」の記憶，一定の長さの経験をまとめたものや，反復的な出来事を抽象化した「一般的出来事」の記憶，感覚表象を伴う「出来事に特異的な知識」のそれぞれが層構造をなしたものとして理解される[3, 21]。例えてみれば，歴史記述を，「○○時代」といった大きな区分，「○○事件」と呼ばれるような一連の出来事のまとまり，その事件を構成する1つの出来事の三層構造で理解するようなものである。

　発達的に言えば，自伝的記憶の起源は2歳以前の非言語的記憶にまでたどられている[7]。自伝的記憶の発達は，過去の体験をめぐる親の言語的関わりによって促進されることが分かっている[6]。ただし，言語能力の発達において個人差があることから，早期の自伝的記憶の成立様式に個人差がある可能性が示唆されている[7]。また，自伝的記憶の発達は，子どもの認知や情動の発達とともに進むと考えられ，発達のあらゆる主題と絡んでいる。おおむね3歳以前の体験が自伝的記憶に残らないことを幼児期健忘と呼ぶが，そのメカニズムには，言語の成立による体験様式の変化が関わるとともに[13]，長いスパンの時間循環を理解する8歳頃までの発達過程のなかで忘却されていく可能性も指摘されている[20]。

　自伝的記憶に関係する1つの分野に，高齢者の「回想法」を起源とする回想研究がある。回想研究は，記憶メカニズムより，人生観や自己観なども含む「行

為としての回想」に焦点を当てており[20]，記憶研究とある程度独立して発展している。回想には，記憶の再生だけでなく，過去の経験に対する現在の新たな理解や意味づけという行為までが含まれる。自伝的記憶という概念は，「記憶」に焦点を当てているものの，「回想」という行為や，さらに広く経験について「語る」行為全般とも切り離すことができない。

　以上簡単に見たように，自伝的記憶は，幼児期から始まり生涯を通じて形成され，変化していく過程であり，極めて広範な現象と関わっている。定義としては，個々の出来事が個人史に組み込まれた「物語として語りうる個人史の記憶」を指す場合，さらには未来への展望も含める場合もあるが[20]，本論では，幼児が持つ記憶も含めた「過去の自己に関わる記憶の総体」と包括的に定義しておき，物語化した記憶に限定する場合には，「自伝的物語記憶」と呼ぶことにする。

トラウマと「自伝的記憶」

　人生史上のトラウマ的出来事は，記銘，想起，回想，語りといった営みのすべてに作用し，自伝的記憶の混乱を招くと考えられる。逆にいえば，PTSD などのトラウマ性の事態には，自伝的記憶の混乱として理解できる面がある。

　PTSD 症状は，フラッシュバルブ記憶あるいはトラウマ性記憶の名で扱われるような特殊な情報処理メカニズムの発生によって説明されている[25]。トラウマ性記憶は，想起に伴って強い身体反応と情動が喚起されることからホットメモリーとも呼ばれ，それを中核とする恐怖ネットワークが形成されることで，さまざまの引き金によってフラッシュバックや再体験が発生する。このような「ホットスポット（＝熱い点）」の存在は，自伝的記憶上に，一般的出来事の記憶や人生の段階におさまらない特異点があることを意味し，時間の流れに沿った想起や語りを妨害する。

　さらに，タイプ2[23]，複雑性 PTSD[8]，DESNOS（Disorders of Extreme Stress）[25]，複雑性トラウマ障害[9] など，名称はいずれにせよ，生活史上に多数回のトラウマ的出来事が重層的に存在する場合を考えると，それらが自伝的記憶にもたらす混乱はさらに複雑になるであろう。多様な現象を含むトラウマ的作用のスペクトラムは，構造的解離の水準としてもとらえることができる[24]。

つまり，PTSD などを含む第 1 水準の構造的解離から，複数のまとまった人格を持つ DID に相当する第 3 水準の構造的解離までの水準である。人格の解離は基本的に，外傷性記憶を持つ人格が，自伝的物語記憶から分かれることによって生じると考えられている。つまり，一方でトラウマ体験の記憶を欠いた人生史の記憶が成立しながら，他方で強い情動を伴うトラウマ性記憶が解離されて存在すると理解される。なお，児童養護施設の子どもたちには，第 1 水準，第 2 水準（複雑性 PTSD に相当）の解離は見られるが，筆者は DID を経験していない。本論が想定する子どもの状態は，第 2 水準までの混乱，つまり援助の出発点にある自伝的物語記憶が 1 つに限られる場合に限っておく。

　トラウマ性の作用として理解できる自伝的記憶の混乱には以上のようなものがあるが，トラウマ的出来事の記憶への作用は，必ずしもトラウマ性のものに限られるわけではない。再体験や反芻から二次的に生じるもの，想起の回避が引き起こす自伝的記憶形成の阻害，歪んだ認知が生まれることによる出来事の評価の歪みなど，広範にわたるはずである。それらに関係するメカニズムは多様である。子ども時代に性虐待を経験した人に関する研究で，被虐待経験をエピソード記憶として詳細に想起できるにもかかわらず，子ども時代の住所，人の名前などの重要な意味的記憶を想起できない傾向がみられたという報告がある [10]。トラウマ的出来事の作用は，エピソード記憶と意味的記憶それぞれに異なったプロセスで影響することも考えられる。フラッシュバックを含む非意図的想起にしても，トラウマ性記憶の特殊なメカニズムだけではなく，回避することによってかえって想起が増加するという現象も関わっている可能性がある [20]。トラウマと自伝的記憶の関係には，解離を含むトラウマに特殊なメカニズムと，一般の記憶と共通するメカニズムの両者が関わると考えられる。

　トラウマの作用は，外的現象としては，PTSD をはじめとして，トラウマ関連障害としての人格障害，解離性障害，気分障害，身体化障害などとしてとらえられるが，その背後にある自伝的記憶の混乱としても理解できる。逆にいえば，自伝的記憶の形成や整理によって，トラウマ的出来事に由来するこれらの広範な現象に働きかけることが可能と考えられる。児童養護施設の子どもたちだけでなく，福祉領域一般，あるいは医療，司法，教育のあらゆる実践領域において重要な視点である。

愛着と自伝的記憶

　愛着関係は，概念的に直接自伝的記憶に関わるわけではないが，体験の「語り」と「共有」を通して深く関係している。自伝的記憶の発達に触れたときに述べたように，記憶は他者との関わりの中で形成される。過去の経験が家庭内でどう語られ，扱われるかによって，自伝的記憶の形成は大きく影響される。そして，そのような語りを促進する親子関係は，おそらく安定した愛着という言葉で表現されるものと重なるであろう。

　愛着関係は，「安心感の輪（circle of security：COS）」のパターンで表現されている[12]。また，安定型の愛着を形成するには，親の敏感性，応答性が重要であると言われている。幼児期には，直接の身体的近接を伴う関わりによって愛着が成立するが，認知能力，表象能力の発達とともに，しだいに親の表象との関わりによるものに移行する[11]。その基盤には，出来事の記憶についての親子の会話がある。語りによって体験が共有され，不安を鎮める親の言葉が内在化されることで，不安な場に親が存在しなくとも，不安に対処できるようになる[1]。つまり，言語表現力の発達とともに，不安を低減させる愛着関係は，身体的接近によるものから言葉を介したものに移行していく。その過程を自伝的記憶形成の観点から見ると，言葉で語りうる記憶の形成を促進する過程ともなっているはずである。

　愛着研究は，自伝的記憶と「愛着」の関係をさまざまの方向から照らし出している。まず，成人の愛着パターンを測定する AAI は，過去の体験の語りを通して親の表象との間の愛着パターンを観察するものであり，ある意味，自伝的記憶の語りを通して愛着を評定している。その方法論からして，安定した愛着と評定される状態は，自伝的物語記憶が安定して存在することを意味している。AAI においても，統合された語りが困難な体験は，未解決のトラウマと評定され，PTSD と関係すると考えられている。自伝的記憶の混乱と不安定な愛着パターンは重なりあっていることになる。

　愛着に焦点を当てた治療や支援では，子どもの体験の語りに耳を傾ける行為が重要な関係促進要因とされている。養育者が，子どもの視点に立ち，共感的に，洞察的[16]に語りを聞くことで，子どもは不安な体験を心におさめること

ができる。つまり，言語能力を獲得した子どもは，言葉で伝える形で心理的に親と接近し，洞察的に聞く親の関わりによって不安が静まることで，親から心理的，身体的に離れて新たな探索に向かう。こうした体験の語りが，日常的に繰り返されることで，経験の記憶は体制化され，他者と共有できる物語となっていくと考えられる。

　言い方を変えれば，安定した愛着はトラウマに対する強い緩衝作用を持つ。愛着は，体験を予期するプロセス，体験の瞬間の衝撃，恐怖，安全感の回復，体験の語り，記憶の反芻など，トラウマティック・ストレスの成立と，その処理と回復に関わるあらゆる段階において，トラウマ的作用を防止する力を持つ。したがって，愛着が安定的に存在するほど，自伝的記憶の混乱を招く危険は少ないであろう。

　虐待のように家族関係のなかにトラウマ的出来事が存在する場合，そもそも愛着関係が不安定なために体験を安心して語る基盤が弱いとともに，出来事が家庭内で扱い難い内容であるため，語りを通しての体験共有はほとんど不可能である。虐待に伴う不安定な愛着パターンは，自伝的記憶の大きな混乱をもたらすと考えられる。安定した愛着の成立には，不安に関する語りだけでなく，親の敏感性と応答性を基盤とした，不安と関わらない体験の共有が重要である。幼少期の楽しい経験について写真や映像を見ながら親から聞かされたり，共有した経験をのちに語り合ったりするなかで，記憶の修正や，情報の付加や，記憶の定着が起こって，語りうる自伝的記憶のなかにエピソードが組み込まれていく。楽しい経験であれ，不快な経験であれ，養育者と子どもが語りの形で経験を共有する過程は，愛着の形成過程でもあり，自伝的記憶の形成過程でもある。

　以上をまとめると，愛着関係は，（1）安心して語る体験を可能にして記憶形成の基盤を築く，（2）出来事のトラウマ性を和らげる緩衝作用となる，（3）不安定化がトラウマ性の記憶を含む記憶の混乱を生み出す，など，いくつもの側面から自伝的記憶に関係する。援助の視点から言えば，安定的な愛着を形成することで自伝的記憶の形成が促進されるという方向と，自伝的記憶の混乱を緩和することで愛着が安定化する方向の両者を期待できる。

児童養護施設における自伝的記憶のあつかい

　児童養護施設に暮らす子どもたちは，トラウマ体験をはじめとする，多くの困難な経験を過去に持つとともに[4]，経験を共有する基盤となる愛着関係も不安定であることが多い。それらを総合して，自伝的記憶の混乱を抱えていない子どもはいないと言っても過言ではない。過去の経験を扱い，安定した自伝的記憶の形成を援助することは，児童養護施設の重要な課題の1つである。しかしその課題を実践に移すにはさまざまの困難がある。

　過去の経験を扱うことを難しくする要因はいくつか考えられる。まず，トラウマ性の問題である。子どもたちの過去の記憶には，「語らない」，「考えない」ことで心理的な安定が図られているものが存在する。それらを語ることは，少なくとも一時的には，情動的混乱，気分の不安定，不安感の上昇などをもたらしうる。かえって子どもを混乱させるのではないかという不安がさまざまの専門職に存在し，過去の体験に触れることをためらわせる。トラウマ性の作用は，「恐怖」だけでなく，「恥」や「罪悪感」が絡み合った複雑な感情を生み，聞くことをためらわせる要因となる。

　次に，施設生活の構造自体が，体験の語りと共有による記憶の形成や整理が不足する要因である。職員の多忙によって時間が取れないこと，共同生活のために一対一の時間を確保しにくい現状がある。辛い体験だけでなく，楽しい経験を振り返る機会も少なく，十分言葉にされないまま残されやすい。言葉にする経験が不足すると，言語表現能力の発達が不十分になり，経験を言葉にすることをさらに妨げる。

　もう1つの困難は，家族関係と「真実告知」の問題である。児童相談所とのしっかりした連携と施設内での方針の統一がないと，真実を「告知」する決断がしにくく，当面「そっとしておく」方向に流れやすい。親の事情について話す決断には愛着の問題も絡んでいる。触れることが関係を壊すのではないかという迷い，触れるためにはさらに強固な愛着関係を結ぶ必要があるのではないかという迷い，子どもの親への思いを聞くことで自らの養育者としての位置を脅かされるのではないかという迷いなどが存在しうる。

　しかし，これらの困難な状況にあっても，子どもの自伝的記憶を扱っていこ

うとする試みが存在する。児童養護施設における実践を考えると，1. 家族調整，環境調整を含む「ソーシャルワーク」，2.「日常的ケア」，3.「心理療法」という三領域に整理することができる。日常的な生活自体を治療的なものとする「環境療法」の視点からいえば，日常的ケアと治療は重なり合っているが，さしあたりこの三領域に分けて，すでに行われている実践を紹介し，筆者の考えも述べていきたい。

1. ソーシャルワーク

ソーシャルワークとして自伝的記憶を扱う実践には，英国に発するライフストーリーワーク（以後 LSW）と呼ばれる実践がある[18]。LSW は日本にも導入され[15,19]，私が知る児童養護施設でも児童相談所のケースワーカーの訪問によって実施されている。詳しくは成書に譲るが，LSW は，「自分の出生のルーツを知る権利」に基づいて行われる実践であり，家族背景などに関して，欠けた情報を新たに調査する作業も含めて，子どもに情報を「告知」する作業を行う。新たな情報を用いながら，子どもが自らの人生史を整理する作業は，混乱した自伝的記憶の整理と形成を大いに促進する作業である。

児童養護施設への入所という不連続な生活の変化は，それ自体が記憶の混乱を招きうる事態である。入所に至る複雑な事情のために，親などの大人が子どもにその事情を丁寧に説明しないことが多い。そのため，児童相談所の一時保護の段階で，あるいは養護施設に入所したのちに，入所理由の説明と，人生史の整理が行われている。児童相談所における措置する立場からの説明と，生活の場を構成するケアワーカー，心理士などによる説明や聞きとりには，それぞれ別の意味があり，両者が相まって自伝的記憶の混乱を予防することができると思われる。

家族と暮らす子どもであれば当然知っているはずの重要な情報を子どもに伝える作業は，安定した自伝的記憶の形成に不可欠である。重要な事実が隠された状態で形成される自伝的記憶は，空白部分を多く含むものとなったり，子どもの不安や願望によって空白が埋められることで歪んだ物語になったりしやすい。また，ケースワーカーや施設職員が子どもから直接情報を聞き取り，情報を共有する価値は大きい。養育者と子どもが過去の経験に関して共通の基盤に立って日々の生活をともにすることは，施設を安心できる場にする重要な契

機となる。

2. 日常的ケア

　児童養護施設における過去の経験の語りは，以上のような一定の方法に基づいたものだけではない。日常生活の中で子どもがふと口にする過去の経験に耳を傾けることも，子どもの記憶を扱う実践の一部である。楢原 [14] は，「子どもが……自己物語を紡いでいくための言語的・非言語的な継続的対話」を「テリング・ライフストーリーワーク」と呼び，児童養護施設におけるその実態を調査している。そこには，日常の生活場面においてなされるもの，ケアワーカーや心理士との面接場面でなされるもの，大人から始められた対話，子どもから始められた対話と，さまざまの場面と形式で子どもの過去の人生に関する対話が行われていることが報告されている。

　こうした作業は，家庭であれば，特に意識されることなく，子どもへの自然な関心に支えられて行われているはずの営みである。一対一の関わりが不足しがちな施設環境においては，経験を語る機会をのがさないよう，あるいは積極的に作り出していくように努めなければならない。ここに，愛着関係の形成という課題が重なることは，先に述べた通りである。生活のなかで体験するさまざまの事柄について話し，子どもと職員の間で共有することができる関係が基盤となって，過去の重要な経験や家族の事情についても語ることができるであろう。ただし，愛着関係を築いてから重要な経験を扱うという方向だけでなく，重要な体験を語ることによって安定した愛着が形成されるという視点も必要である。大人の「傷つけたくない」という思いが，子どもの「負担をかけたくない」という思いにつながると，「大人の負担を気遣う子ども」という役割逆転が発生する。あるいは，語れていないことによる不安定が行動化を生むと，愛着関係が一層阻害され，ますます語りにくくなるという悪循環が生じうる。先の入所時の情報共有も含め，重要な事柄について共有していく努力によって，愛着関係の形成を促進すると考えられる。

3. 心理療法

　自伝的記憶に一定以上の混乱があると，ソーシャルワークや通常のケアの範囲では扱うことのできない課題に直面する。トラウマ性記憶が存在すると，ホッ

トメモリーに触れたときに強い回避や，フラッシュバック，解離症状などが発生し，過去の経験を語る作業が続けられなくなる。治療的な関わりによる自伝的記憶の扱いが必要になるのはこうした場合である。LSW の実施の後に，残されたトラウマ性の問題について後に心理療法で扱うという形の役割分担も考えられる。

　日本の福祉領域においても，トラウマ性の問題に対する治療として，トラウマティック・プレイ・セラピーや，TF-CBT を参考にした治療の試みが行われている。いずれもそのなかにトラウマ性記憶の物語化が含まれ，トラウマ的出来事を自伝的記憶に統合的に組み込むことを 1 つの目的にしている。ここでは，私が福祉領域における今後の実践にきわめて有望と考え，導入を試みている，ナラティヴ・エクスポージャー・セラピー（以下 NET（ネット））[21] を紹介する。

　NET は，主として戦争，武力紛争，拷問被害等の組織的暴力による PTSD を治療することを目的として開発された，自伝的物語記憶の形成を核に置く短期療法である。持続曝露療法（PE）と証言療法の理論に基づき，曝露による馴化の要素とナラティヴの要素を統合的に組み込んだ技法である。作業の大筋は極めてシンプルで，誕生に始まる人生史を，記憶に基づいてできるだけ詳しく語り，治療者が書き留めて，自伝を完成する作業である。

　技法の詳細はマニュアル[21] に譲るとして，基本的構造に絞って紹介しておく。「導入」と「心理教育」を初回面接で行ったのち，特に外傷体験に焦点を当てながら「できるだけ詳しく語る」セッションが続き，最後に未来への展望を語って終わる。外傷体験の数によって，中間段階のセッション数は変動し，およそ 5 〜 6 回から 10 回程度の範囲に収まるのが普通である。ただし，多数の外傷体験を持つ成人の治療ではさらに多くの回数を要する場合がある。語られた内容は，治療者が書き取り，セッション後に文章化する。その文章を次回の冒頭で読み，子どもの指摘に従って修正，追加などを行う。こうして共同作業で子どもの人生史を文章化していく。文章化には，子どもが語った言い回しを用いるようにし，治療者は作文の代筆者の役割を担う。

　外傷体験を語るときは，できるだけ詳細に記憶をたどり，時間軸に沿って出来事を再構成していく。治療者は，常に介入して，感覚，感情，思考，身体反応のそれぞれに焦点を当てるとともに，出来事の当時の自己と今現在の自己への二重の注意を保つようにする。恐怖，不安がピークを越えて，少なくともピー

クの2分の1以下に下がってからセッションを終了する。1セッションに要する時間はおおむね1時間半までであるが、2時間程度まで必要になることもある。逆に、子どもの状態や語る内容によっては短時間で終わることもある。内容の区切りを重視して、時間の長さはセッションの中で柔軟に判断する。最終回に、全体を通して読み、子どもが望む修正を加えて完成し、2人で署名する。

　この自伝制作に加えて、子どもに適用するために工夫された、「人生ライン（石と花）」のワークがある。ひもを人生の流れに見立てて床に伸ばし、その上に、それぞれ10個ほど用意した花と石を出来事として置いていく。花は良い出来事、石は悪い出来事を表す。人生を俯瞰する視点を形成するとともに、セッションの回数をあらかじめ定める手がかりとなる。最後のセッションにも「石と花」のワークを行う。開始前からの変化が視覚的に見える場合が多い。

　導入時と終了後に症状のアセスメントを行う。終了直後はまだ実施による過覚醒等が残ると考えられるため、治療後少なくとも2週間以上経過してから評価する。その後、1年後までは、例えば3カ月ごとに評価し、効果の推移を確認することが望ましい。

　NETの治療効果は、主として、トラウマ性記憶を物語記憶に変えながら、階層構造をなす統合された自伝的物語記憶を形成することから生まれる。しかし、自伝的物語記憶の形成だけでなく、証言による個人の尊厳の回復という目的が含まれるところに、他のトラウマ治療と異なった特徴がある。

　難民のような政治的背景をもった対象はともかくとして、児童養護施設における実践では後者の証言の側面は一見少ないように見える。しかし、実施した経験から言えば、政治的側面がNETの効果に寄与することでは、福祉領域も変わらないと感じる。福祉領域の子どもも、さまざまの被害体験を通して基本的人権が侵害された経験を持つ。体験を言葉にして文脈のなかに位置づけ、物語として人に伝える作業は、人権侵害の事実を他者に伝えることを意味する。逆にいえば、子どもがどれだけ大変な経験をしてきたか知った大人には、同様の事態を防止する対策に関わる責務が生じる。治療の最後に、他の子どもの支援のために資料を使う許可を求めると、ほとんどの場合、子どもたちは快く承諾してくれ、なかにはぜひ使ってほしいと発言する子どももある。自らの体験を意味のある形で他者に伝えたいという思いが子どもにあり、その思いを実現する場をNETが提供するのであろう。

NET が持つ，治療技法の側面と社会的，政治的発言の側面は，相互に作用し合っている。治療によって証言が可能になり，自らの証言が被害防止に貢献することが，自己効力感，自尊心を高める。この相互作用は，おそらく自伝的記憶が個人の尊厳に属するものであることに内在する本質的作用であろう。そしてその意味では，LSW も他の自伝的記憶に関わる実践も「個人の尊厳の回復」を目指すものと考えられる。

まとめと今後の課題

　以上，ソーシャルワークと治療の両面から，児童養護施設で暮らす子どもたちの自伝的記憶の扱いについて述べてみた。真実告知を含む LSW，日常的関わり，NET その他の心理療法などは，専門領域としてある程度独立しながら，一部の作業を共有していると思われる。例えば NET は，子どもの記憶の処理と整理を目指すものだが，作業を進めるなかで，外的情報（例えば親の所在）を知りたいという気持ちが子どもに生まれれば——実際そういう事態はしばしば発生するが——ケースワーカー等との連携，協議によって，真実告知の可否や方法を検討して，作業に組み込んだり，ケースワーカーに他の場で伝えてもらったりすることができる。反対に，LSW の情報の整理にも，当然記憶の整理の作業が含まれ，治療的要素があると思われる。専門領域として独立しながら実践の上で重なり合うのは，自伝的記憶に関わる援助に限ったことではなく，あらゆるケースワーク，ケア，治療に共通することであろう。

　LSW にせよ NET にせよ，他の実践にせよ，自伝的記憶だけに働きかけるものではあり得ない。自らの人生を語ることは愛着関係を促進するであろうし，自らの人生に深い関心を持つ大人が存在すること自体が，子どもの成長に良い作用があるであろう。実践効果のどこまでが記憶に直接作用した結果か，他の要素に作用した結果かを区分することは難しい。そもそもこのような言い方は不適切で，自伝的記憶というもの自体が，認知，感情，感覚，人間関係などの要素をすべて含む複合的な存在なのである。

　ここでは，児童養護施設に絞って述べたが，家庭で暮らす子どもであれば自伝的記憶に混乱がないというわけではない。出生に関する秘密が家庭にあることはまれではないし，家族だからこそ直面することができない，家族関係に関

する錯綜した事実もある。自伝的記憶の混乱がある場合を考えると，児童養護施設は，専門家の手によって記憶の整理を行うことができる点で，むしろ有利な側面もある。家庭で暮らす子どもの場合は，一定の年齢に達して，精神障害として症状化してから治療のなかで扱われることが多いだろう。精神医療のなかで頻繁に出会う問題であろう。

　最後に，語りを聞く側の課題を指摘しておく。LSW にせよ NET にせよ，体験を聞くことが子どもにとって良いことであるという確固とした感覚を実施者が持っている必要がある。どこまで聞いてよいのかというためらいは阻害要因となる。セラピストの関心は，「どうしたらもっと聴けるか，話せるか」であって，「聞けるのに聞かないでおく」「話せるのに話さないでおく」ことは援助的ではない。したがって，聞く側の準備として，「（どれだけ悲惨な内容であっても）聞いても大丈夫」という耐性を身につけていくことが重要である。耐性には，体験によって培われる面と，「原理的理解」が支柱となる面の両者があるのではないかと考えている。

　筆者は，「人は真実にさらされることで成長する」[22] と考えている。真実に支えられた自伝的記憶の形成を目指すことは子どもの成長を促進することでもある。真実を伏せたり，隠したりした状態での安定は，自伝的記憶の空白や歪みを伴う「仮の安定」であって，いつかは解消することが望ましい状態である。しかし，成長が起こるためには，その過程を包む「容器」が必要である。「容器」は，施設環境，人間関係，治療や面接の場，セラピストやケースワーカーの心，子ども自身の心と，さまざまの水準や要素からなっている。「真実にさらされる」瞬間だけでなく，そこにいたる環境調整，場面設定なども重要な作業である。児童養護施設で自伝的物語記憶の形成を可能にする具体的な工夫については，今後も検討を重ねる必要がある。

文　献

1) Bretherton, I., & Munholland, K. A.: Internal working models in attachment relationships; Elaborating a central construct in attachment theory. (eds.) , Cassidy, J.,& Shaver, P. R.: Handbook of Attachment; Theory, Research, and Clinical Applications. 2nd ed. The Guilford Press, New York, 102-127, 2008.

2) Brewer, W. F.: What is autobiographical memory? (ed.) , Rubin, D. C.: Autobiographical Memory. Cambridge University Press, New York, 25-49, 1986.

3) Conway, M. A. & Pleydell-Pearce, C. W.: The construction of autobiographical memories in the self-memory system. Psychological Review, 107; 261-288, 2000.

4) 出野美那子：児童期中期から青年期前期の慢性反復性トラウマ反応把握の試み―児童養護施設児を対象として．トラウマティック・ストレス，6; 51-58, 2008.

5) 江口重幸：ジャネ『人格の心理的発達』．精神医学文献事典，弘文堂，217, 2003.

6) Fivush, R. & Fromhoff, F. A.: Style and structure in mother-child conversations about the past. Discourse Processes, 11; 337-355, 1988.

7) Harley, K., & Reese, E.: Origins of autobiographical memory. Developmental Psychology, 35; 1338-1348, 1999.

8) Herman, J. L.: Trauma and Recovery. Basic Books, 1992. （中井久夫訳：心的外傷と回復〈増補版〉．みすず書房，東京，1999.）

9) Herman, J. L.: Foreword. (ed.) , Courtois, C. A., & Ford, J. D.: Treating Complex Traumatic Stress Disorders; An Evidence-based Guide. The Guilford Press, New York, xiii-xvii, 2009.

10) Hunter, E. C. M., & Andrews, B.: Memory for autobiographical facts and events; a comparison of women Reporting childhood sexual abuse and nonabused controls. Applied Cognitive Psychology, 16; 575-588, 2002.

11) Kerns, K. A.: Attachment in middle childhood. (eds.) , Cassidy, J., & Shaver, P. R. Handbook of Attachment; Theory, Research, and Clinical Applications. 2nd ed. The Guilford Press, New York, 366-382, 2008.

12) 北川恵：アタッチメントと分離，喪失．子どもの虐待とネグレクト，10; 3, 278-284, 2008.

13) 中井久夫：発達的記憶論―外傷性記憶の位置づけを考えつつ．徴候・記憶・外傷，みすず書房，東京，38-79, 2004.

14) 楢原真也：児童養護施設におけるテリング・ライフストーリーワークの実態と課題―関係者 20 名を対象とした面接調査から．子どもの虐待とネグレクト，11; 1, 104-117, 2009.

15) 楢原真也：子ども虐待と治療的養育―児童養護施設におけるライフストーリーワークの展開．金剛出版，東京，2015.

16) Oppenheim, D. & Goldsmith, D. F.: Attachment Theory in Clinical Work with Children; Bridging the Gap between Research and Practice. 2007. （数井みゆき，北川恵，工藤晋平ほか訳：アタッチメントを応用した養育者と子どもの臨床．ミネルヴァ書房，京都，2011.）

17) Rubin, D. C. (ed.) : Autobiographical Memory. Cambridge University Press, New York, 1986.

18) Ryan, T., & Walker, R.: Life Story Work; A Practical Guide to Helping Children Understand Their Past. London, BAAF, 2007. （ライアン，T.，ウォーカー，R.：生

まれた家族から離れて暮らす子どもたちのためのライフストーリーワーク実践ガイド.
才村眞理, 浅野恭子, 益田啓裕監訳, 福村出版, 東京, 2010.）

19）才村眞理, 大阪ライフストーリー研究会：今から学ぼう！―ライフストーリーワーク
施設や里親宅で暮らす子どもたちと行う実践マニュアル. 福村出版, 東京, 2016.

20）佐藤浩一, 越智啓太, 下島裕美編著：自伝的記憶の心理学. 北大路書房, 京都, 2008.

21）Schauer, M., Neuner, F., & Elbert, T.: Narrative Exposure Therapy; A Short-term Intervention for Traumatic Stress Disorders after War, Terror, or Torture. Hogrefe & Huber Publishers, Göttingen, 2005.（森茂起監訳：ナラティヴ・エクスポージャー・セラピー. 金剛出版, 東京, 2010.）

22）Syminton, N., & Syminton, J.: The Clinical Thinking of Wilfred Bion. Karnac Books, London, 1995.（森茂起訳：ビオン臨床入門, 金剛出版, 東京, 2003.）

23）Terr, L.: Unchained Memories; True Stories of Traumatic Memories, Lost and Found. Basic Books, New York, 1994.（吉田利子訳：記憶を消す子供たち. 草思社, 東京, 1995.）

24）Van der Hart, O., Nijenhuis, E., & Steele, K.: The Haunted Self; Structural Dissociation and The Treatment of Chronic Traumatization. W. W. Norton & Company, New York, London, 2006.

25）van der Kolk, B. A., Mcfarlane, A. C., & Weisaeth, L.: Traumatic Stress; The Effects of Overwhelming Experience on Mind, Body, and Society. The Guilford Press, New York, 1996.（西澤哲監訳：トラウマティック・ストレス―PTSD およびトラウマ反応の臨床と研究のすべて. 誠信書房, 東京, 2001.）

第Ⅲ部
子どものトラウマの諸問題

11

トラウマと素行障害

宇佐美政英

はじめに

　近年，少年らの重大犯罪が起こるとメディアは興味本位で加害者の幼少期を取材し，誰しも経験するような出来事であっても，その体験が「トラウマ」体験となり，それが犯罪行為の原因であったかのごとく報道することがしばしばある。このような現状に対して子どものこころを取り扱う専門家たちが主体となって医学的なエビデンスに基づく啓発活動を社会に対して行っていく責務があると言えるだろう。

　では，子どもにとってのトラウマ体験とはどのようなものであろうか。おそらく，雲仙普賢岳噴火災害，地下鉄サリン事件，阪神・淡路大震災，池田小学校児童殺傷事件，新潟県中越沖地震などの大災害や事件が子どものトラウマ体験として容易に思いつくであろう。その中でも阪神・淡路大震災は災害後の子どものトラウマに関して考える大きな契機となったといえるだろう[18, 25]。また，子どもが被害者となる事件の背景に児童虐待が潜んでいることも度々あり，現在のわが国において子どものトラウマを語る際には，地震などの災害被害だけでなく，虐待によるトラウマ体験にも触れておく必要があるといえる。

　厚生労働省の報告によると，全国の児童相談所が対応した児童虐待の相談件数は集計を始めた平成2年度ではわずか1,101件であった。しかしながら，その後は毎年増加しており，平成13年に2万件を突破し，平成19年度に40,618件まで増加している。このような急激な増加を示す相談事例の中には，被虐待体験による心理的な影響の可能性が示唆される事例が多く含まれている。例えば，奥山らが行った18歳未満の子どもの中で虐待を受けていた580名（平

均7.9歳）を対象とした調査では19.0%に注意欠如・多動性障害（Attention Deficit/Hyperactivity Disorder：ADHD）を認め，8.6%に素行障害（Conduct Disorder）を認める結果であるなど，虐待が衝動性と注意転勤に影響を与える可能性が指摘されている。

　このようなわが国の現状を踏まえて，本稿ではトラウマと素行障害についての論を進めるのだが，最初に確認しておくことがある。それは素行障害という疾患がICD-10 [23]，もしくはDSM-Ⅳ-TR [3]のいずれにおいても主に児童・思春期にその発症時期を認める精神疾患とされている。すなわち，トラウマと素行障害という観点で論を進めようとすると，そこでは幼少期のトラウマ体験を誘引として児童期から思春期・青年期に出現した反社会的問題行動について述べることになるだろう。よって，本稿では児童・思春期を主な対象とした先行研究を検討し，トラウマという個人的な体験から素行障害という社会的な問題へと展開していく可能性について述べたい。

　なお，本稿では過去の文献などにおいても，Conduct Disorderの訳を「素行障害」，Attention Deficit/Hyperactivity Disorderの訳を「注意欠如・多動性障害」，Personality Disorderの訳を「パーソナリティ障害」に統一して使用する。

素行障害について

1. 素行障害とは（診断基準を中心に）

　児童精神医学の分野において素行障害という疾患概念は1980年にDSM-Ⅲ [2]に登場したのが始まりである。そのDSM-Ⅲは現在DSM-Ⅳ-TRへと展開しており，素行障害は「通常，幼児期，小児期または青年期に初めて診断される障害」というカテゴリーに分類されており，その中でも「注意欠如と破壊的行動障害」というサブカテゴリーの中に注意欠如／多動性障害，反抗挑戦性障害と共に記載されている。一方でICD-10では，「小児期および青年期に通常発症する行動および情緒の障害」というカテゴリに分類されており，多動性障害，そのほかの情緒障害や社会的機能の障害とともに記載されている。ただし，DSMでは2つの障害が同列に分類されているのに比べて，ICD-10では反抗挑戦性障害が素行障害の下位群の1つとされていることが特徴的である。

このように素行障害は ICD-10 および DSM- Ⅳ -TR のどちらにも規定された精神疾患である。ただし，ICD-10 に比べて DSM- Ⅳ -TR の診断基準の方が具体的に反社会的行動を 15 項目示し，より平易に操作的診断が可能となっている。実際に我々は医療機関における素行障害診療の現状を把握するため，日本児童青年精神医学会および日本小児神経学会の医師会員併せて 648 名を対象に行った結果，DSM- Ⅳ もしくは DSM- Ⅳ -TR を用いて素行障害の診断を行っている医師は回答者の 72% に及び，ICD-10 を用いて診断を行っている医師（30%）を大きく引き離していた [33]。このような結果を踏まえて，本稿では DSM- Ⅳ -TR が規定している素行障害の診断基準を採用し，それについて解説する。

DSM- Ⅳ -TR における素行障害は他者の基本的人権または年齢相応の主要な社会的規範または規則を侵害する 15 項目の行動様式のうち 3 項目（またはそれ以上）が過去 12 カ月の間に存在し，少なくとも 1 項目は過去 6 カ月の間に存在したと定義されている（表 1）。ただし，それらに加えてその行動が重大な社会的障害を伴うことという診断基準を設けることで，素行障害という精神障害が触法行為や非行などと異なり，多様性と反復性を持った反社会的な行動様式であると特徴づけられている。具体的には単発の非行行動や重大犯罪は素行障害に診断されず，ある 1 つの問題行動だけを繰り返す場合も素行障害とは診断されないことに留意すべきである。

素行障害の下位分類については，発症年齢によって 2 つの病型が設けられている。10 歳になるまでに少なくとも 1 つ以上の症状がみられる場合は小児期発症型とされ，10 歳以前には素行障害の症状が認められない場合は青年期発症型とされる。小児期発症型は青年期発症型と比較して成人になっても反社会的な行動が持続する危険性が高く，その予後が不良であるとされている [12, 13]。また，小児期発症型が，将来，反社会性パーソナリティ障害に発展しやすいことについては DSM にも明記されている。DSM の各病型の説明をみると，この両者を分ける大きな違いは攻撃性の高さと仲間関係の維持に集約されるものと思われるが，行動様式の現症による分類よりもその予後に焦点をあてた病型の分類は，素行障害を 1 つの疾患としてより治療的な観点で捉え，早期に介入する機会を広げようとしているという点で意義があると，安藤は「素行障害の診断・治療に関するガイドライン」[31] の中で指摘している。

ただし，ここまで述べてきたように素行障害は反社会的な問題行動を多様か

表 1 DSM-Ⅳ-TR 診断基準 (文献 3) より引用)

A. 他者の基本的人権または年齢相応の主要な社会的規範または規則を侵害することが反復し持続する行動様式で, 以下の基準の3つ (またはそれ以上) が過去12カ月の間に存在し, 基準の少なくとも1つは過去6カ月の間に存在したことによって明らかとなる。

〈人や動物に対する攻撃性〉

(1) しばしば他人をいじめ, 脅迫し, 威嚇する。
(2) しばしば取っ組み合いの喧嘩を始める。
(3) 他人に重大な身体的危害を与えるような武器を使用したことがある (例:バット, 煉瓦, 割れた瓶, ナイフ, 銃)。
(4) 人に対して残酷な身体的暴力を加えたことがある。
(5) 動物に対して残酷な身体的暴力を加えたことがある。
(6) 被害者の面前での盗みをしたことがある (例:人に襲いかかる強盗, ひったくり, 強奪。武器を使っての強盗)。
(7) 性行為を強いたことがある。

〈所有物の破壊〉

(8) 重大な損害を与えるために故意に放火したことがある。
(9) 故意に他人の所有物を破壊したことがある (放火以外で)。

〈嘘をつくことや窃盗〉

(10) 他人の住居, 建造物。または車に侵入したことがある。
(11) 物や好意を得たり, または義務を逃れるため, しばしば嘘をつく (すなわち, 他人を"だます")。
(12) 被害者の面前ではなく, 多少価値のある物品を盗んだことがある (例:万引き, ただし破壊や侵入のないもの;偽造)。

〈重大な規則違反〉

(13) 親の禁止にもかかわらず, しばしば夜遅く外出する行為が13歳以前から始まる。
(14) 親または親代わりの人の家に住み, 一晩中, 家を空けたことが少なくとも2回あった(または, 長期にわたって家に帰らないことが1回)。
(15) しばしば学校を怠ける行為が13歳以前から始まる。

B. この行動の障害が臨床的に著しい社会的, 学業的, または職業的機能の障害を引き起こしている。

C. その者が18歳以上の場合, 反社会性パーソナリティ障害の基準を満たさない

発症年齢による病型でコード番号をつけよ

312.81	素行障害, 小児期発症型:10歳になるまでに素行障害に特徴的な基準の少なくとも1つが発症。
312.82	素行障害, 青年期発症型:10歳になるまでに素行障害に特徴的な基準はまったく認められない。
312.89	素行障害, 発症年齢特定不能:発症年齢が不明である。

重症度を特定せよ

軽症	診断を下すのに必要な項目数以上の素行の問題はほとんどなく, および素行の問題が他人に比較的軽微な害しか与えていない。
中等症	素行の問題の数および他者への影響が"軽症"と"重症"の中間である。
重症	診断を下すのに必要な項目数以上に多数の素行の問題があるか, または素行の問題が他者に対して相当な危害を与えている。

つ反復性に認める障害として定義されており，DSM にしろ ICD にしろ，操作的診断基準においてはその行動様式のみで定義され，その背後にある精神病理についてはまったく言及されていない点に留意しなくてはならない。そのため，素行障害という疾患概念は，いわゆる「非行」と呼ばれる問題と混同され，その取り扱いに若干の混乱が生じていると言わざるを得ない現状である。しかしながら，近年の少年による重大事件によって，素行障害への社会的注目も高まり，子どもの素行の問題に対する医療・福祉・矯正の各分野においてその対応が急務とされている。

2. 素行の問題に関する経時的変化

　素行障害と診断された児童を目の前にした臨床家は，その病態が幼少期からどのような経時的変化を果たしてきたのか考えなくてはならない。それは素行障害という疾患が子ども自身の脆弱性とそれを取り巻くさまざまな要因とが一体となり，子どもの成長とともに形成されていく特徴を持つためである。

　わが国では幼少期の ADHD の一部が反社会性パーソナリティ障害へと至る病態の経時的変化について斉藤らが概念化しており，「DBD マーチ」と呼んでいる[34]。そこでは，幼少期に ADHD と診断される病態であった児童の一部が，その症状ゆえに周囲の大人から叱責されることを繰り返し，成長とともに自尊感情が低下していくとされている。そのような自尊感情の低下が抑うつ感や衝動性の亢進を招き，次第に反抗挑戦性障害や素行障害，もしくは反社会性パーソナリティ障害へと展開していく変化を「DBD マーチ」と概念化している。一方で欧米の研究をみまわしてみると，Loeber ら[15] が反抗挑戦性障害，素行障害に関する論文をまとめ，その中で素行障害を中心とした ADHD，不安障害，気分障害，反抗挑戦性障害，身体表現性障害，物質乱用，反社会性パーソナリティ障害といった多様な疾患との関係性について年代を踏まえて示している（**図 1**），このような多岐にわたる疾患群との複雑な関係性の中で，DBD マーチ概念と同様に ADHD，反抗挑戦性障害。素行障害，反社会性パーソナリティ障害という経過がその中軸に添えられている。

　これらの報告をみてみると素行障害と診断された児童の一部に，幼少期からの経時的な変化によって形成されてきた一群が存在しているといえるだろう。ここからは，そのような一群が存在することを背景に，児童期から思春期にわ

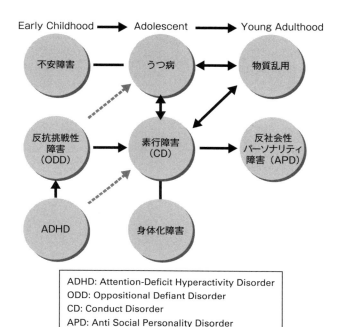

図1　破壊的行動障害と合併症の発達上の連続性
（Loeber, et al. 2000 を一部改訂）

たって子どもの素行の問題を形成していく要因について考えてみたい。

3. 素行障害のリスク・ファクター

　ここでは素行障害を誘発する心理・社会的なリスク・ファクターについて述べる。素行障害については多様なリスク・ファクターが指摘されており，例えばBowbly ら[5]は養育者との安定した愛着関係の樹立がパーソナリティの健やかな発達の基礎となり，早期に重要な愛着対象との不安定な関係性が，その後のパーソナリティ障害やうつ，さらには反社会的問題行動と関連すると述べている。

　さらに子どもを取り巻く家庭環境としては虐待，不適切な行動の教育，家

庭の貧困，夫婦間の葛藤，離婚（片親），家族の犯罪，家庭内の薬物乱用，精神障害の存在があげられ，家庭以外の環境要因としては，貧困，不十分な住宅供給，過密，逸脱あるいは非行のある兄弟・友人との関係，友人からの拒絶，メディアによる暴力の描写，などがあげられている[1]。Loeber ら[16] は，13 ～ 16 歳の少年において，低い社会経済的地位の近隣の存在が非行や犯罪行為の増加と相関し，また非行の激しさや頻度とも相関することを示しており，現在では社会から逸脱した仲間に巻き込まれることが非行の初発に最も大きな影響を与え，また暴力の悪化の一番の原因であろうとも言われている[6, 11]。

　このように素行障害のリスク・ファクターとして家族機能を含む広範囲にわたった環境要因の重要性がわかるだろう。特にその中でも養育者との安定した愛着関係やネグレクトなどといった家族の問題に対してフォーカスを当てた指摘が多数存在することを決して軽視することはできないといえる。そして，わが国のように被虐待児の急激な増加とその対応策の検討の必要性が急務といえる現状では，その虐待と素行障害との関係性の高さについても検討していくことが，わが国が急いで取り組まなくてはならない課題の 1 つといえるだろう。

素行障害とトラウマ

1. 子どものトラウマとは

(1) 子どものトラウマへの注目

　実際に子どものトラウマに注目が集まったのは比較的近年とされている。もっとも注目された最初の研究は，Chowchilla という町で起きたスクールバスジャック事件にあった子どもたちの Terr による研究[19] である。それ以後多くの子どものトラウマに関する研究が行われてきている。例えば自然災害によるトラウマ体験を調査した研究を見てみると，1989 年にハリケーンによる災害を受けた 5,687 名において 3 カ月後に 5% 強が PTSD と診断され，さらに 1,264 名に 1 年後の調査を行ったところ 54 名が PTSD と診断されている[9, 17]。1999 年の台湾大地震における中学生 323 人に対する調査[12] では 21.7% に PTSD 症状が認められたという。

　わが国では子どものトラウマ反応に社会的に大きく注目を集めたのは，阪神・淡路大震災といえるだろう。その中で児童・思春期における災害後のメン

タル・ヘルスに関しては，外傷後ストレス障害や抑うつ症状の出現，長期的な支援の必要性，教育現場との連携の必要性，などが指摘 [18, 26, 28] されている。その後の新潟県中越沖地震後の子どもの心のケア [25] など，地震の多いわが国においてはいくつかの研究報告がなされている。また，さらに災害以外ではアメリカ同時多発テロ 9.11 事件において 4 〜 17 歳の調査では 18％に PTSD に近い症状を有していると報告 [8] している。このように子どもにおいても災害やテロなどの生命の危機に瀕した場合に，PTSD 症状もしくはその近縁の症状を露呈することが明らかとなっているといえるだろう。

(2) 子どものトラウマと虐待

　先に述べてきたように子どもにとってのトラウマとして虐待，災害，犯罪，事故，戦争，テロ被害などがあげられるが，このような災害による瀕死体験とは別に子どものトラウマとして児童虐待が大きく注目を集めている。厚労省の発表でも，平成 19 年度に全国の児童相談所が対応した児童虐待の相談件数は，前年度より 3,295 件増えて 40,618 件となるなど，その相談件数は増加の一途をたどっている。

　一般的に児童虐待は身体的，心理的，性的，ネグレクトの 4 つに分類される。その下位分類の詳細は省略するが，重要なことは虐待か否かを判断するには，養育者の愛情の有無や，思想・価値観などは問わず，子どもの心身の両面における安全な養育が保たれているか，その子どもの人としての尊厳が保たれているかである。そして，その子どもの年齢や状態に照らして，適切な養育がなされていない場合には，迅速な対応を考えなくてはならない。

　このように概念化された虐待であるが，その発生するメカニズムとしてはGoodman ら [10] が以下の 4 つの要因を指摘している。第一に「子どもの特徴」として，特別な対応を必要とする頻繁な金切り声での号泣などをあげている。第二が「社会的状況」であり，社会的なサポートの有無，貧困などの物理的な状況，暴力を容認するなどの価値観，親自身のアルコールや薬物依存による対応の問題などである。第三が「愛着の弱さ」で，望まれない妊娠や早い母子分離，継母などである。最後が「子育ての技能」であり，親の精神疾患や，親自身の被虐待歴の既往などである。そして，これらの問題が単独ではなく，それぞれが複合的に存在して虐待が発生すると指摘している。

表2　Terr によるトラウマ反応の分類（一部抜粋）

	恐怖体験の種別	症状
Ⅰ型	1回の強い恐怖体験 （災害な典型的など）	PTSD 症状
Ⅱ型	何回も繰り返される 恐怖体験（虐待など）	否認，感情麻痺，乖離， 強い怒り，信頼感の喪失

　では，日々の臨床を行っていると，虐待によるトラウマと災害などによるトラウマ反応がまったく同一の反応であると感じる臨床家はすくないだろう。その2つの反応の差異については Terr [20] による分類が理解しやすく，そこでは子どものトラウマ症状をストレスの種類と経過に注目して，それをⅠ型，Ⅱ型の2つに分類している（表2）。

　Ⅰ型は古典的な子ども時代の心的外傷をさしており，単発の打撃（災害やテロなど）による症状である。回復，回避，過覚醒状態といった典型的な PTSD 症状を示すとされている。わが国で実際にⅠ型の症状が出現した事件としては，地下鉄サリン事件，大阪池田小事件，阪神・淡路大震災や新潟県中越沖地震などがあげられる。そこで筆者が実際に活動し，その内容を報告した新潟県中越沖地震後の子どもの心のケア活動で取り扱った小千谷地区の事例の臨床症状を見てみると，分離不安を主とした不安・恐怖症状が最も多く，次いで不眠，不穏・興奮，苛々であり，全体の93%が地震による急性のストレス障害といえる症状を呈していた。そのうち91%が再診の必要性を認めず，多くは一過性の症状であった [25]。

　一方でⅡ型は虐待などの日常的なトラウマ体験によって引き起こされるタイプである。その特徴は長期的に対人関係性における一貫性が保ちにくい点とされている。具体的には他者との関係において自分が相手を攻撃するのか，それとも相手から攻撃をされるのかという思考回路によって支配－服従のいずれかの行動パターンとなり，自分が優位になれば支配的になり，立場が弱ければ服従する。また何か欲求不満があると，かんしゃくを起こしたり，他人を攻撃したり，ものを壊すなどの行動をとりやすいためである，このような特徴を認める被虐待体験を起因としたⅡ型のトラウマ反応については，その長期予後も含めて以下に述べる。

（3）虐待による長期的影響

　被虐待体験は子どもたちの成長発達に重大な影響を与えるとされている。虐待された子どもの示す状態像としては，心身の発達への影響と，情緒的な発達への影響の両面が指摘されており，例えば，退学，性的奔逸，飲酒，薬物乱用，犯罪，暴力，抑うつ，自殺企図，乖離，過敏，無表情，易怒性，不注意・多動・衝動性といった ADHD 症状など，多彩な問題が誘発されると言われている[22, 29]。しかも，金ら[29] は身体的・精神状態や社会性の改善を認めるにもかかわらず，多動・衝動性は変化しにくいと指摘している。

　ここで虐待を中心としたトラウマ体験の長期予後に関する大規模調査である米国疾病管理センターが行った The Adverse Childhood Experience 研究（以下，ACE 研究）[7] について紹介する。この調査は生後 18 年間の身体的，心理的，性的の 3 種類の虐待の他，5 つの家族問題を小児期の逆境体験（ACE 体験）を通して，その有無とその後の予後に関する大規模調査を行っている。家族問題としては，「服役中の人がいた」，「母親が暴力をふるわれていた」，「アルコールや薬物乱用者がいた」，「慢性的にうつ状態か精神疾患を患っていたか自殺の危険性がある人がいた」，「理由は何であれ親を失った」の 5 項目である。ACE 研究はカルフォルニア州のある健康保険システムに加入していた 17,421 人を対象として行われ，対象年齢は 19 歳から 92 歳で，平均 57 歳であった。このような対照群で行われた ACE 研究は，小児期の逆境体験を受けてから，数十年たった後の病状を調査しているといえ，その結果の一部をみてみると，慢性肺疾患，虚血性心疾患，肝疾患，ガン，糖尿病，肥満，喫煙，性的奔逸，骨折，アルコール依存，うつ，自殺念慮，10 代の妊娠，仕事の達成度の低さなどが小児期の逆境体験と正の相関を示す結果であったとされている。このことは幼少期の虐待を含むトラウマ体験が，その後の心身両面の問題を誘発することが示唆される結果といえ，ACE 体験が社会的・情緒的・認知的障害を誘発し，健康を害するリスク行動へと至る結果，さまざまな疾患とともに早期の死へと至る可能性が示唆されたといえるだろう。このようなことを踏まえて，虐待という子どものトラウマ体験はその後の多様な精神疾患だけでなく身体疾患の重大なリスク・ファクターとなるといえるだろう。

第 11 章　トラウマと素行障害　187

2．非行臨床からみた虐待

　わが国における非行臨床において，虐待に関する調査としては，少年法によって何らかの処分を受けた 14 歳以上の触法少年の 50 〜 70%に被虐待体験を認めたことが指摘されている[27,32]。さらに「素行障害の診断・治療に関するガイドライン」において犬塚と富田は虐待など環境要因を反社会的行動の発現に重要なファクターとして指摘しており，特に犬塚はわが国における児童相談所を対象とした大規模調査の結果を用いて，その重要性を述べている[30]。

　犬塚らは 14 歳未満の子どもの非行の相談に関する児童相談所を対象とした全国調査[30] について報告している。それによると養育者の変更を経験している子どもの数は全非行相談事例（11,555 件）の 50%に上り，そのうち乳幼児期に変更を経験しているものは 44%，3 歳未満は 24%，2 回以上の変更の経験者は 21%であった。ひとり親家庭が 48%を占めていて実父母家庭数（42%）を上回っていた。この結果から育ちの過程で愛情と保護の中断や不足を経験している子どもが多いと述べている。また，養育者の変更を経験した子どもは経験のない子どもより低年齢で反社会的行動（盗み，無断外泊など）を示し，心理的問題を抱えている割合が高く（87%），非行行動の改善率が低いということも指摘している。

3．素行障害の形成過程へのトラウマの関与

　ここまでは素行障害と虐待を中心とした子どものトラウマについて論じてきた。子どものトラウマと素行障害の関係については，災害などを起因とする単発のトラウマ体験による影響よりも，虐待などの慢性的な体験による影響を示唆する研究をいくつか紹介してきた。ここでは虐待を中心に子どものトラウマの素行障害の形成過程への関与について総括しておく。

　本稿では素行障害は行動だけで規定された精神疾患であり，その病理性を問わない精神疾患であると説明した。そのため，その臨床においては重大な素行の問題の背景にあるさまざまな要因について丹念に検索していかなくてはならないだろう。ここでは，それら要因を以下の 3 つにまとめてみた（**図 2**）。

　まず，はじめに子どもを素行障害へと至らしめる要因として，〈家族要因〉と〈家族以外の環境要因〉を考えなくてはならない。まず，子どもが最も多く時間を共有する家族との関係性に注目した〈家族要因〉をあげておく。それは，

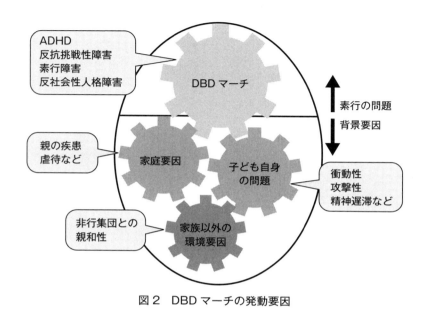

図2　DBDマーチの発動要因

　先述したACE研究や児童相談所などでの調査によって明らかとなったように，養育者自身の問題として愛着の弱さや子育ての技能，親の精神疾患，親の離婚，親の被虐待歴，などの問題が含まれるであろう。そして，その子どもとその家族がどのような環境に居住しているのかという視点から〈家族以外の環境要因〉をあげることができる。例えば，先に非行の初発や暴力がエスカレートする要因として学校などの近隣に非行グループがいることなど反社会文化への親和性や，地域コミュニティーにおけるコミュニケーションなど社会的サポートの欠落といったことが考えられるだろう。最後に第三の要因として生まれてきた〈子ども自身の要因〉をあげておく。それは養育者からみて子ども自身がもつある種の育てにくさともいえるだろう。例えば，精神遅滞やADHDのように生来的な問題もあれば，反応性愛着障害のように虐待などによって二次的に派生した問題もある。
　そして，これら3つの要因がお互いに，しかも子どもの成長とともに刺激しあって素行障害を形成していく過程（図2）を考えておく必要があり，生来的

に持ち合わせていたのか，外的要因によるものかは別としても，3つの要因の
うちどれか1つが増悪しはじめると，その子どもが少なからず持ち合わせてい
た残りの要因も，お互いに刺激し合い，それぞれの問題をさらに重症化させて
いく。これらの要因が互いに影響しはじめ，同時にその子どもに対して適切な
援助がない場合には，その子どもが素行障害や反社会性パーソナリティ障害と
いった社会的に重大な問題行動を認める青年へと成長していく可能性があると
いえるだろう。また，このような形成過程を経て発生する素行障害については，
それらの要因が幼児期より色濃く影響している場合は，反社会的行動を低年齢
で発現させそれを持続させる傾向がある [4, 21] とされているため，その点におい
ても注意が必要である。もちろん，当然のことであるが，どれか1つの要因を
もった子ども全てが素行障害になるわけではなく，他の要因が安定したもので
あれば，その増悪への影響を止めることができることも十分に考えられるだろ
う。

　さて，子どものトラウマ体験は2つに分類されると指摘し，そのうち慢性
のトラウマ体験である幼少期の被虐待体験は長期的には身体的・心理的な影響
を及ぼすことが指摘されていることはここまで述べてきたとおりである。特に
心理的な影響を考えた際に衝動性の亢進など素行の問題を誘発する可能性は常
に考えておかなくてはならないだろう。このような被虐待体験を起因として高
まった子どもの衝動性は，他者との関係性を悪化させ，自尊感情の低下ととも
に素行障害へと至らしめるかもしれない〈子ども自身の要因〉として取り上げ
るべきであろう。そして，そのような問題を抱えた子どもと直面する親との関
係性はよりいっそう悪化するであろうし，さらなる虐待体験を呼び込む結果に
なることすらある。このように一度虐待が起き始めると，被虐待体験による衝
動性の亢進など〈子ども自身の要因〉を活性化させるだけでなく，問題を抱え
た子どもに対する養育の困難さなど〈家族要因〉をも刺激し，DBD マーチを
発動させる背景要因の悪循環が始まると言えるだろう。加えて，その子どもが
素行障害へと至らなかったとしても，被虐待体験を抱えた子どもたちが時間経
過とともに親となり，今度は〈家族要因〉として背景要因の起点として動き始
めるのかもしれない。そのため，われわれ児童精神科医は素行障害へと展開し
ていく可能性のある子どもを早期に発見し，本人が低い自尊感情とともに示す
多様な精神症状と親子関係の調整や親自身の問題へとフォーカスした治療的介

入を始めなくてはならないだろう。そして素行障害へと展開していく前の反抗挑戦性障害までが，その治療による可塑性があると言われており[34]，虐待などのリスク・ファクターの多い子どもたちへの早期介入が期待されるところでもある。また，このような虐待を起因とした悪循環による素行の問題が出現し始めた子どもたちに対して，〈子ども自身の要因〉や〈家族要因〉だけに介入するだけでなく，すくなくとも非行集団との出会いを減らしていくなどの〈家族以外の環境要因〉の調整にも腐心していく必要があるだろう。

素行障害への治療とその予防

　現時点では素行障害に関しては確固とした治療技法がなく，実際の臨床の現場では素行障害を持つ児童に対して個人精神療法，薬物療法，認知行動療法，集団療法など，さまざまな治療技法を組み合わせて治療が行われている状況である。

　しかしながら，素行障害の治療において臨床家が最も気をつけなくてはならないことは，どの治療技法を選択すべきかではなく，どのような治療構造のもとで治療行為を行っていくべきかを決定することである。ここでいう治療構造とは反社会的な問題行動を持つ素行障害事例に対して法的に強制力を持って治療を導入できる環境か，それとも本人の意思を尊重した任意による治療なのかである。やはり，素行障害と診断されるほどの反復性と多様性を認め，同時に著しい暴力性・衝動性・興奮が著しい場合には，少年法や精神保健福祉法，児童福祉法による強制力を持った，物理的にも確固とした治療構造が必要であるといえるだろう。

　そして，このような治療構造の設定を行った上で，治療者は素行障害と診断される子どもとの安定した愛着関係の再構築の重要性と行動化を適切に許価しながら，その治療を提供していく必要性があるだろう。その際に虐待を背景にもつような素行障害と診断される児童を見ていると，その激しい行動の裏側に極めて強い依存欲求と，それを否定され続けてきた悲哀がこもっていることに治療者が気付くことがある。特に素行障害の前段階ともされる反抗挑戦性障害と診断される場合には，この両価的な心性こそがその本質であり，まだ絶望の縁にたどり着いておらず，助けて欲しいと反抗を持って叫び続けている子ども

の姿そのものなのである。それはTerrのトラウマ分類のところでも触れたが，虐待によるⅡ型のトラウマ反応によって引き起こされた否認や怒り，信頼感の喪失などといった問題が根底にあるのかもしれない。

　すなわち，治療者は子どもの素行の問題が行為障害と診断される前に，その本質を見抜き，子どもたちの「助けて欲しい」という訴えを受け止めていくべきであるそうした治療者の態度が子どもたちの悲哀感を感じ取り，支持的な関係性の構築へとつながるものと期待され，依存と反抗といった極めて両価的な心性を取り扱っていくことができるといえるだろう。

結　語

　本稿ではトラウマと素行障害について述べた。特に児童虐待は児童・思春期の子どもにとって最も深刻なトラウマの1つであり，虐待を受けた子どもたちの長期的な影響についても解説した。児童虐待は情緒面および行動面への多大な影響を及ぼしその結果生じる衝動的な行動と自尊心の低下が，子どもが本来もっていたADHDなどの「子ども自身の要因」や，貧困や親の精神疾患などの「家庭の問題」，近隣の非行集団との出会いなどの「環境要因」と複雑に絡み合い，その後の子どもたちの反社会的な問題行動を誘発していく可能性があると指摘した。

　そのため，われわれのような子どもの心に携わる専門家たちが早期の虐待を発見し介入することや素行障害へと展開していく前の段階で介入していく必要がある。このような早期の介入によって，その後の子どもたちの自尊感情の低下を予防し，世代を超えた被虐待体験の連鎖と反社会的な問題行動の出現を止める楔になると期待される。

文　献

1）American Academy of Child and Adolescent Psychiatry（1997）：Practice parameters for the assessment and treatment of children and adolescents with conduct disorder. Journal of the American Academy of child and Adolescent Psychiatry, 36（Suppl..10）, 122S-139S.

2) American Psychiatric Association: Diagnostic and Statistical Manual of Mental Disorders, 3rd ed（DSM-III）. APA, Washington D.C., 1980（高橋三郎, 藤繩昭訳 :DSM-III精神疾患の分類と診断の手引き. 医学書院, 東京, 1982）

3) American Psychiatric Association: Diagnostic and Statistical Manual of Mental Disorders, 4thed, Text Revision（DSM- IV -TR）. APA, Washington D.C., 2000（高橋三郎, 染矢俊幸, 大野裕訳:DSM- IV -TR 精神疾患の診断・統計マニュアル. 医学書院, 東京, 2002）

4) Andrews, D. A., Bonta, J.: The Psychology of Criminal Conduct. 3rd. Anderson. 2003.

5) Bowlby, J.: Effects on behavior of disruption of an affectional bond. In: The making and breaking of affectional bonds. Tavistock Publications, London. 1979.

6) Dishion, T. J., Andrews, D. W., & Crosby, L.: Antisocial boys and their friends in early adolescence; Relationship characteristics, quality, and interactional process. Child Development, 66; 139-151, 1995.

7) Felitti, V. J., Anda, R. F., Nordenberg, D. et al.: Relationship of childhood and household dysfunction to many of the leading causes of death in adults. The Adverse Childhood Experiences（ACE）Study. Am. J. Prev. Med., 14; 245-258, 1998.

8) Galea, S., Nandi, A., Viahov, D.: The cpidemiology of post-traumatic stress disorder after disorder after disasters. Epidemoiol. Rev., 27; 78-91. 2005.

9) Garrison, C. Z., Weinrich, M. W., Hardin, et al.: Post-traumatic stress disorder in adolescents after a hurricane. Am. J. Epidemiol. 138; 522-530. 1993.

10) Goodman, R., Scott, S.: Maltreatment of children. In Child Psychiatry（Robert Goodman, Stephen Sccot）. Blackwell Science, Oxford, 1997.

11) Hawkins, J. D., Catalano, R. F., & Miller, J. Y.: Risk and protective factors for alcohol and other drug problems in adolescence and early adulthood; Implications for substance abuse prevention.Psychological Bulletin, 112; 64-105, 1992.

12) Hus, C. C., Chong, M. Y., Yang, P., et al.: Posttraumatic stress disorder among adolescent earthquake victims in Taiwan. J. Am. Acad. Child Adolesc. Psychiatry, 41; 875-881, 2002.

13) Lahey, B., Applegate, B., Barkley, R. A., et al.: DSM-IV field trials for oppositional defiant disorder and conduct disorder in children and adolescents. Am. J. Psychiatry, 151; 1163-1171, 1994.

14) Lahey, B., Loeber, R., Quay, H. C. et al.: Validity of DSM-IV subtypes of conduct disorder based on age of onset. J. Am. Acad. Child Adolesc Psychiatry. 37; 435-332, 1998.

15) Loeber, R., Burke, J, D., Lahey, B. B., et al.: Oppositional defiant and conduct disorder: a review of the past 10 years, part I: J. Am. Acad. Child Adolesc Psychiatry, 39 ; 1468-1484, 2000.

16) Loeber, R., & Wikstrom, P. H.: Individual pathways to crime in different types of neighborhoods.（Eds）, Farrington, D. P., Sampson, R. J. & Wikstrom, P. O. H.:

Integrating Indivisual and Ecological Aspects of Crime. National Council for Crime Prevention, Stockholm, 169-204, 1993.

17) Shannon, M. P., Logigan. C. J., Finch Jr. A. J., et al.: "Children exposed to disaster. I. Epidemiology of post traumatic symptoms and symptom profilcs. J. Am. Acad. Child Adoles. Psychiatry, 33; 80-93, 1994.

18) Kitatama, S., Okada, Y., Takumi, T., et al.: Psychological and physical reaction on children after the HANSHIN-AWAJI earthqueake Disaster: Kobe J. Med. Sci., 46; 189, 2000.

19) Terr, L. C.: Children of Chowchilla; study of psychic trauma. Psychoanal. Study Child, 34; 547-623, 1979.

20) Terr, L. C.: Childhood traumas; an outline and overview. Am. J. Psychiatry, 148; 10-20, 1991.

21) Wasserman, G. A., & Seracini, A. M.: Family Risk Factors and Interventions. (Eds.) Loeber, R., & Farrington, D. P.: Child Delinquents; Development, Intervention, and Service Needs. SAGE Publications, New York, 2001.

22) Widim, C. S.: Undestanding the consequence of childhood Victimaization: (Eds.) Reece, R. M.: Treatment of Child Abuse. The Johns Hopkins University Press, Baltimore and London, 2000.

23) World Health Organization: The ICD-10 Classification of Mental and Behavioral Disorders: Clinical descriptions and diagnostic guidelines. World Health Organization, Geneva, 1992. （融道男, 中根允文, 小見山実訳：ICD-10 精神および行動の障害 臨康記述と診断ガイドライン. 医学書院, 東京, 1993）

24) 井出浩, 橋本雅治：子どもにみるトラウマ, 災害と子ども―阪神淡路大震災の経験から―. 児童青年期精神医学とその近接領域, 43；405-415, 2002.

25) 宇佐美政英, 齊藤万比古, 清田晃生ほか：新潟県中越沖地震後における子どものこころのケア活動. 児童青年期精神医学とその近接領域, 43；354-366, 2008.

26) 塩山晃彦, 橋本雅治, 新福尚高ほか：阪神淡路大震災が小中学生に及ぼした心理的影響（第二報）. 精神神経学雑誌, 102；481-497, 2000.

27) 岡田隆介：子どもの暴力（家族からの被害, 周囲への加害）, その成り立ちと援助のすすめ方, 臨床心理学, 8；169-174, 2002.

28) 橋本雅治, 塩山晃彦, 小出佳代子ほか：阪神淡路大震災が小中学生に及ぼした心理的影響（第一報）. 精神神経学雑誌, 102；459-480, 2000.

29) 金吉晴, 加茂登志子ほか：DV 被害を受けた母子へのフォローアップ研究（1）3 ヶ月後の精神的健康・行動・生活と母子相互作用の変化に関する研究 厚生労働科学研究費補助金 子どもと家庭に関する総合研究事業 総括・分担研究報告書（主任研究者 金 吉晴）, 2007.

30) 犬塚峰子, 養和路子, 清田晃生ほか：児童相談所における非行相談に関する全国調査（2）. 厚央労働科学研究（こころの健康科学研究事業）I児童思春期精神医療・保健・福祉の介入対象としての行為障害の診断親日治療援助に関する研究」平成 17 年度報告

書，2006.

31）行為障害の診断・治療に関するガイドライン（案）．厚生労働科学研究（こころの健康科学研究事業）「児童思春期精神医療・保健・福祉の介入対象としての行為障害の診断および治療援助に関する研究」平成 16 年度から平成 18 年度　総合研究報告書，2007.

32）品川裕香：心からごめんなさいへ　一人ひとりの個性に合わせた教育を導入した少年院の挑戦，中央法規出版，東京，2005.

33）齊藤万比古，宇佐美政英，平栗裕美ほか：医療機関における行為障害児童の診療の現状調査．厚生労働科学研究（こころの健康科学研究事業）「児童思春期精神医療・保健・福祉の介入対象としての行為障害の診断および治療援助に関する研究」平成 17 年度報告書，2006.

34）齊藤万比古，原田謙：反抗挑戦性障害，精神科治療学，14；153-159, 1999.

12

精神発達の視点から見た子どもの自殺行動

笠原　麻里

看過できない青少年の自殺

わが国における自殺者数は，平成10年以降3万件を超えていたが，平成24年に3万件を下回り，平成29年には21,321人となり，近年減少傾向にある。そのうち，20歳未満の青少年の自殺は占める割合こそ多くはないものの，20歳以上の全年代における自殺数が減少している中，20歳未満の自殺数は増加しており，平成29年厚生労働省死亡統計によれば，19歳以下の自殺件数は年間567人であり，前年より47人増えている。年代別死亡統計においては，10歳代の死因の第1位を占める重大な問題となっている。同じく平成29年の人口動態統計によれば，自殺による人口10万対死亡数は，10〜14歳では1.9，15〜19歳では7.8であり，いずれも悪性新生物や不慮の事故という死因を超えている（**表1**）。

このことは，子どもの生命にかかわる他の疾病や事故に関しては，治療法や対策が練られ，死亡率が低下しているにもかかわらず，青少年の自殺についてはいまだ対策が不十分であることを示している。実際に，わが国の青少年の自殺については，動機や背景など実態さえも十分に把握されているとはいえず，小児の保健・医療の発展の中にあって，この問題への取り組みはいまだ未発達の状況にあるといわざるをえない。

現在のところ，青少年の自殺の疫学的特徴として明らかなことは，思春期前の子どもの自殺はまれであること，つまり，思春期以降に若者の自殺は増えること，および思春期以降の自殺既遂は男子に多く，自殺企図は女子に多いことであり，これは西欧諸国でも同様の傾向を認める[8]。

196　第Ⅲ部　子どものトラウマの諸問題

表1　年齢階級別，死因順位別子どもの死亡率の比較（1）

a. 10〜14歳（10〜14歳の人口100,000対）

区分	昭和55(1980)	平成2(1990)	12年(2000)	22年(2010)	27年(2015)	28年(2016)	29年(2017)
第1位	悪性新生物	不慮の事故及び有害作用	不慮の事故	不慮の事故	悪性新生物	悪性新生物	自殺
	4.4	3.8	2.6	2.1	1.9	1.7	1.9
第2位	不慮の事故及び有害作用	悪性新生物	悪性新生物	悪性新生物	自殺	自殺	悪性新生物〈腫瘍〉
	4.2	3.3	2.0	2.0	1.6	1.3	1.8
第3位	心疾患	心疾患	自殺	自殺	不慮の事故	不慮の事故	不慮の事故
	1.5	1.3	1.1	1.1	1.3	1.2	0.9
第4位	中枢神経系の非炎症性疾患	先天異常	心疾患（高血圧性を除く）	心疾患（高血圧性を除く）	先天奇形,変形及び染色体異常	先天奇形,変形及び染色体異常	先天奇形,変形及び染色体異常
	1.1	0.9	0.9	0.7	0.5	0.5	0.7
第5位	先天異常	良性及び性質不詳の新生物	先天奇形,変形及び染色体異常	先天奇形,変形及び染色体異常	心疾患（高血圧性を除く）	心疾患（高血圧性を除く）	心疾患（高血圧性を除く）
	1.0	0.6	0.6	0.4	0.3	0.3	0.4
第6位	肺炎及び気管支炎	肺炎及び気管支炎	その他の新生物	その他の新生物	その他の新生物	肺炎	脳血管疾患
	0.9	0.6	0.5	0.3	0.3	0.2	0.2
第7位	良性及び性質不詳の新生物	自殺	肺炎	脳血管疾患	脳血管疾患	脳血管疾患	その他の新生物〈腫瘍〉
	0.7	0.6	0.5	0.3	0.3	0.2	0.2
第8位	自殺	中枢神経系の非炎症性疾患	脳血管疾患	肺炎	肺炎	インフルエンザ	インフルエンザ
	0.6	0.5	0.3	0.2	0.2	0.2	0.1

資料：厚生労働省政策統括官付参事官付人口動態・保健社会統計室「人口動態統計」
（文献9）より一部抜粋）

第 12 章　精神発達の視点から見た子どもの自殺行動

表 1　年齢階級別，死因順位別子どもの死亡率の比較（2）

b. 15 ～ 19 歳（15 ～ 19 歳の人口 100,000 対）

区分	昭和 55 (1980)	平成 2 (1990)	12 年 (2000)	22 年 (2010)	27 年 (2015)	28 年 (2016)	29 年 (2017)
第1位	不慮の事故及び有害作用	不慮の事故及び有害作用	不慮の事故	自殺	自殺	自殺	自殺
	22.9	25.0	14.2	7.5	7.5	7.2	7.8
第2位	自殺	悪性新生物	自殺	不慮の事故	不慮の事故	不慮の事故	不慮の事故
	7.3	4.2	6.4	7.0	4.8	5.1	3.9
第3位	悪性新生物	自殺	悪性新生物	悪性新生物	悪性新生物	悪性新生物	悪性新生物〈腫瘍〉
	5.6	3.8	3.2	2.5	2.5	2.0	2.1
第4位	心疾患	心疾患	心疾患（高血圧性を除く）	心疾患（高血圧性を除く）	心疾患（高血圧性を除く）	心疾患（高血圧性を除く）	心疾患（高血圧性を除く）
	3.0	2.5	1.7	1.0	0.9	0.8	1.0
第5位	中枢神経系の非炎症性疾患	先天異常	先天奇形，変形及び染色体異常	先天奇形，変形及び染色体異常	その他の新生物	先天奇形，変形及び染色体異常	先天奇形，変形及び染色体異常
	1.3	1.0	0.7	0.5	0.4	0.4	0.4
第6位	肺炎及び気管支炎	喘息	その他の新生物	脳血管疾患	先天奇形，変形及び染色体異常	脳血管疾患	その他の新生物〈腫瘍〉
	1.1	0.8	0.5	0.3	0.3	0.3	0.3
第7位	先天異常	良性及び性質不詳の新生物	肺炎	肺炎	脳血管疾患	その他の新生物	肺炎
	1.0	0.7	0.5	0.3	0.3	0.2	0.2
第8位	良性及び性質不詳の新生物	肺炎及び気管支炎	他殺	その他の新生物	肺炎	肺炎	脳血管疾患
	0.7	0.7	0.4	0.2	0.2	0.2	0.2

（文献 9）より一部抜粋）

青少年の自殺の手段

わが国の平成 15 年の年齢別・手段別自殺死亡数構成割合[2] を**図 1** に示す。年代を問わず，自殺の手段は縊首が最も多く，男女ともおよそ半数以上である点は以後の統計においてもかわりなく，高齢では 7 割がこの手段をとっている。ただし，若年ほど他の手段による割合が多くなっており，特に 10 歳代では，飛び降り（高所からの飛び降りによる自殺）と飛び込み（移動中の物体の前への飛び込みまたは横臥による自殺）が他の年代と比較して多く，また，他の年代では縊首に次いで多いガス，薬物による自殺が比較的少ない傾向にある。

さらに，イギリスでは少年の自殺の最も一般的な方法は縊首で，少女では大量服薬と高所よりの飛び降りであるという[10]。一方，米国では青少年の自殺の手段の大多数が小火器（多くがライフルか猟銃）であることが報告されている[7]。国による手段の違いはあるが，いずれも，その国の現代の若者にとって得られやすい手段をとっていることがうかがえる。わが国ではマンションやビル，高架や歩道橋など，生活圏内の高所は容易に足を運べる所にあるし，鉄道線路や車道への入り口もいたる所にある。米国の若者にとっては，これが銃器に変わるものの，生活圏内の手の届く手段であるという点は共通している。

つまり，青少年の自殺には，その年代の子どもにとって比較的容易に講じられる手段を用いる傾向があると考えられる。このことは，自殺傾向が思春期の子どもたちの衝動的で焦燥感を募らせやすい状態と結びついたときに，より確実な死を招くので，悲劇的な結末をもたらすこととなる。

子どもの死の概念の発達

ところで，その子どもの死は本当に自殺なのだろうか？ という疑問は，常に投げかけられ，議論されてきた。そもそも，子どもは「死」についてどのようにとらえることができるのだろうか。

これまでの知見から，子どもの認知機能の発達に伴い，年齢が上がるほど死が非可逆的であることを次第に理解していくと考えられることがわかっている[6]。Pfeffer は，正常な子どもの死に関する陳述をピアジェ（Piaget, J.）の認知

第 12 章 精神発達の視点から見た子どもの自殺行動

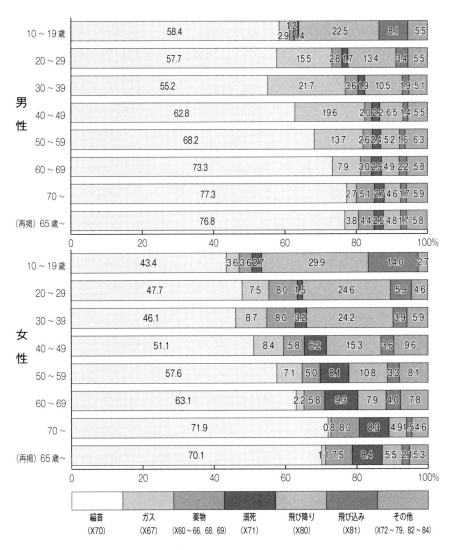

図1 年齢別・手段別自殺死亡数構成割合
＊（ ）内は国際疾病分類 ICD-10 の分類番号に準じる

発達の水準に照らして，平均7.4歳（前操作期に当たる年代）にはすべての物や人は生きていて死ぬ可能性があるが，死は一時的なものであると認識していること，平均10.4歳（具体的操作期に当たる時期）には外部の要因が死を引き起こすこと，および死は擬人化され，一時的なものであると認識していること，平均13.3歳（形式的操作期に当たる時期）には，内部の生物学的過程が死を引き起こし，死は最終的なものであると認識するとまとめた[6]。また，自殺の危険の高い子どもと，特に自殺の危険の高くはない子どもの死に対する概念を比較して，自殺の危険の高い子どもは他人の死は生命の終わりであるが，自分は死んでももう一度生き返ることができると考える傾向が高いこと，自殺傾向の可能性として，病的な死についてのとらわれがあるものの，これは子どもが実際に経験した死についての正常な悲哀に関するとらわれの表現と識別困難であることを指摘している[6]。

　これらの知見に裏打ちされて，Pfeffer は，子どもの自殺行動の定義について，シュナイドマン（Shneidman, E. S.）の定義をあてはめ「自ら引き起こした，そして自ら意図した，生命を終わらせる行為」であるとし，修正するとすれば「死によって生命が終わることを子どもが理解していることが必要なのではなく，それがいかに特殊なものであろうとも，ある種の死の概念を子どもが持っているということである。したがって，子どもの自殺行動とは，自分自身をひどく傷つけたり，あるいは死をもたらすという意図を持ったすべての自己破壊行動と定義づけることができる」としている[6]。

子どもの自殺行動

　平成15年度の統計による613件の少年の自殺では，遺書ありは157件（25.6%，男子90件，女子67件）であり，4分の3（456件）には遺書がなかった[10]。子どもの自殺について既遂例によって知ることができる情報はきわめて重要であるが，限りがあることが現状である。ただし，若年であればあるほど，その子どもの死に関する概念の発達段階を知り，死ぬ意図の存在を知ることは困難を伴うであろうが，背景となる情報についてよく検討されなくてはならないと思われる。

　その意味で，われわれが臨床場面で出会うことができる子ども達は，少なく

とも命を救われた子ども達であるが、これまでの自殺研究の示唆から、自殺企
図例の検討は既遂自殺を知る上である程度役に立つものと思われるので、臨床
例について若干の検討を試みたい。まず、死ぬ意図を持って、実際に死に至る
可能性の十分にある行為に及んだ子ども達について、小児科の臨床現場からい
くつかの報告がなされているので、症例についてその背景が比較的明示されて
いる2例について取り上げる。

高村らの報告[14]では10歳男児の致死量に達するアルコール大量摂取、長谷
川らの報告[1]では12歳女児の有機リン系殺虫剤（スミチオン®）服用が、そ
れぞれ救命された後に自殺を意図して行われたことが本人から確認されたとい
う。10歳男児例[14]では、企図の直前にアルコールの一気飲みの話題から「死
ぬこともある」と母親が話したとのことであり、両症例とも家庭内における不
適切な養育状況があり、12歳女児例[1]は退院後児童相談所に一時保護された
とのことである。また、筆者の臨床現場においても、以下のような症例が経験
されている。なお、各症例は個人が同定できないように、検討に支障がない範
囲で修正を加えてある。

【症例1】4歳女子

父と母が言い争いをしているのを見て、「死ぬ」と言って家の前の車道に飛
び出し、寝転んだところを母親が抱えて路肩に逃れたために無傷で済んだ。本
児の身体発育は順調で、幼稚園では「いい子」だった。父は会社員で社会的に
は問題なく生活している。母は境界性パーソナリティ障害で、本児出産前から
情緒不安定な状態が続いており、家庭内では父から母へのdomestic violence
があり、両親間には離婚話が何度となく浮上しては立ち消えになることを繰り
返していた。

この症例では、一見普通に見える家族の構成員すべてが情緒不安定であり、
しばしば暴力的であり、子どもの生活は常に情緒的に安心できない状況にあっ
たものと思われる。本児は、乳幼児期から引き続いて母子間の安定した基盤を
築けないまま、愛着形成も不十分であったと思われる。不安になったとき、頼
るべき母親との関係に安心できない状況で絶望し、「死」を思ったものと考え
られる。

第Ⅲ部　子どものトラウマの諸問題

【症例2】7歳男子

　学校で仲間から些細なことではやしたてられたとき，突然2階の教室の窓に走り出し，窓枠を乗り越えて飛び降りようとした瞬間を担任に抱えられて事なきを得た。担任が理由を問うと「死のうと思った」という。本児は幼少時からこだわりの強い傾向を持ち，対人関係には柔軟さを欠き，小学校入学後は本人なりに仲間とうまくいかないことを辛く感じていたが誰にも相談はせず，母も気づいてはいなかった。むしろ，知的発達には問題なく，本児の不器用な面が気になっていた母は本児を厳しくしつけて育ててきた。

　この症例が飛び降りようとした直接のきっかけは，仲間からのからかいだったかもしれないが，唐突な行動をとる傾向や，不器用で柔軟性を欠く本児が，対人関係でつまずいていることを周囲の大人は気づいておらず，困難が増長していた可能性が考えられた。

【症例3】12歳男子

　両親は児が乳児期に離婚，母と祖父母に愛情深く育てられている。学校で他児が担任教諭にひどく叱られたことを見て以来，登校しにくくなってしまった。さらに，不登校であることを祖父に叱責され，ある日，一人で留守番中に鼻と口と耳の穴をすべてティッシュで塞ぎ「死のうとして」室内の暗がりにしゃがみこんでいるところに母が帰宅して発見された。以後も，自分の首を紐で絞めようとしたり，祖父が気分転換に連れ出してくれたドライブ中に車のドアを開けて飛び出そうとすことを繰り返した。

　本児は，まだあどけない表情の少年であり，どのような相手にもやさしい笑顔をたたえて話すものの，活気がなく，対人緊張は高く，いかなる状況にもなかなか慣れることができなかった。ひきこもりが長期化するにつれ，成功体験に乏しく，健康的に同一化できる対象などに出会う機会が得られず，社会恐怖とうつ病で治療の継続を要した。

【症例4】14歳女子

　中流家庭で両親に不自由なく育てられてきた。幼少期より発育・発達良好で，学業優秀にて私立中学に入学。中学1年代に，塾の男性教師に恋愛感情を抱き，教師を待ち伏せするなど徐々に行動がエスカレートし，同教師から接触を拒ま

れたことをきっかけに縊首企図。一命を取り止め，病院受診に至るが，その後も呼吸停止するはどの大量服薬数回，リストカット頻回，摂食拒否など強い自殺傾向は続き，思春期の数年間はうつ病と診断された。

　本児は，もともと優秀で，仲間の中でも常に中心的存在として活躍してきたが，失恋という状況にひどく自己愛が傷ついた結果，激しい自殺傾向を呈したものと思われた。薬物療法を併用しつつ長期にわたる精神療法を行い，健康な自己愛の再構築がなされるにつれ，希死念慮が軽減していった。

精神発達から見た自殺行動

　これらの症例から教えられることは多い。ここに示した子どもは，受診までにあるいは治療中に，彼ら自らの行為によって命を落とす可能性が十分にあったということがあげられる，つまり，子どもが「死ぬこと」を意図した場合，かなりの幼少期から既遂する可能性の十分に高い行動をとりうるということである。特に，小児科の救急臨床で救命された症例や縊首の症例は，発見される時間や状況次第ではいずれも死に至っていた可能性が非常に高かったものであることは，年齢や心理状態の複雑さや経過によらず，子どもの自殺行為として致命的手段が選ばれる可能性が十分にあることを念頭に置かねばならないものと考える。

　次いで，いずれの例にも身近な環境からの心理的影響が誘因や要因として考えられることから，子どもの自殺行動は環境の影響を受けやすいという点があげられる。成人の場合でも自殺に心理社会的要因が何らかの関与をすることはこれまでにさまざまな視点から論じられてきた。検討の仕方は論じる立場によってさまざまであるが，シュナイドマンはすべての自殺は個人的な行為であると明言した上で，致死性の評価に際しての心理学的剖検の意義に言及し，その評価項目として，強い絆のあった人の重要な関係や心的外傷，外部からの影響をあげている [11]。また，高橋は自殺の危険因子の 10 項目中に，援助組織の欠如と児童虐待をあげている [13]。子どもは環境に依存して生きているので，これらの問題を検討する際に，その影響は成人の場合以上の比重をもって考慮される必要があることはいうまでもないだろう。

　実際に，本項に示した各症例も，さまざまな環境因との絆のひずみを背景と

している。ここで，子どもにとっての環境因を検討する上で，若年であればあるほど，より身近な存在との関係から重大な影響を受ける可能性が高まることを考慮すべきである。つまり，幼少期ほど母親や直接の養育者との関係から受ける影響が大きく，学童期になると仲間や学校生活からの影響が大きくなり，思春期以降に個人的体験や精神障害の問題がより重大な要因となることが考えられるのである。本項にあげた例では，車道に寝転んだ4歳女児（症例1），アルコール大量摂取の10歳男児[4]，有機リン系殺虫剤服用の12歳女児[1]は，いずれも不適切な養育状況に置かれた子どもであり，基本的な愛着形成を含む母子関係が揺らいでいた（あるいは未確立であった）ものと思われる，このような子どもは，不安や抑うつ感やいら立ちなどの心理状態を支える自我機能は著しく脆いものと思われ，通常，同年代の子どもが耐えうるような心理的負荷に際しても，容易に絶望や希死念慮を抱くに至るのであろう。さらに，対人関係技能の乏しい7歳男児（症例2）と社会恐怖に至った12歳男子（症例3）の例では，自殺行動の直接の契機は仲間からのからかいや学校生活への不適応であったが，これは，学童期における学校生活や仲間関係の問題がいかに重大であるかを表していると考えられる。那須野らの報告によれば，学童期の自殺15例（10〜14歳）中，9例が4・5・6月に既遂しており，学年の変わり目の環境の変化する時期に自殺が起こりやすいという[4]。

　なお，しばしば，いじめと自殺の問題を関連して取り沙汰されることがあるが，学童生徒の自殺の原因をいじめという現象にばかり負わせることは本質を見失う可能性もあることを注意したい。いじめは仲間関係において生じる力関係のひずみの1つとしてとらえることができ，ひとたびこれが起こると，渦中の被害者も加害者も傍観者も容易にはその関係性を改善することが困難になる点は，家庭内に生じる児童虐待やドメスティック・バイオレンスと類似した構造を持っている。このことは，子どもの側から見ると，子ども自身の成長発達の過程において，より依存度の高い環境に生じている問題こそが，その子どもをより苦しめることにほかならず，精神発達の時期による対象の相違であって，本質的には拠り所を失うという同一の因子であると考えている。その意味で，学童期に仲間とうまくいかないことや集団に圧倒される体験は，不安も抑うつ感も絶望も大きく，自殺行動の引き金となりうるものと思われる。さらに，本項にあげた2例（症例2および3）はいずれも子ども自身の社会性の発達にも

若干の偏りや脆弱さがあったことも、徐々に真の意味で社会性が問われ始める時期の彼らにとって、適応の困難な状況を強調し、その精神的問題を大きくする要因の一部であったと思われる。

第三に、児童思春期の自殺の背景に精神疾患の存在があることに注意しなくてはならない。このことは、治療戦略を考える上でも最も重要な項目の1つとして、常に見逃してはならない点である。本項にあげた12歳の男子（症例3）は社会恐怖があり、自殺企図を繰り返した14歳女子（症例4）ではうつ病と診断された。必要に応じて、薬物療法や精神療法を適宜継続するべき病態であり、症例4では焦燥感の調整に薬物療法は有用であった。三上らの報告では、自殺企図後身体的理由で入院を要した20歳未満の患者34例（14〜19歳、男性4例、女性30例）について精神医学的診断を行った結果、27名（79.4%）に精神障害を認めたという[3]。

また、欧米の報告では、児童思春期の自殺の危険因子としての精神障害には男女差があることが指摘されており、女子では大うつ病が第一の危険因子であり、次いで過去の自殺企図歴があげられている[7]。一方、男子では過去の自殺企図歴が最も危険な因子であり、次いでうつ病と薬物依存および破壊的行動があげられている[7]。特に思春期年代は、精神疾患の初発時期にあることへの注意の喚起は、大原らによってもかねてから指摘されているところである[5]。

最後に、思春期心性と自殺行動との関連について検討する。学童期までの拠り所が仲間関係であるとすれば、思春期には自己同一性（アイデンティティ）の模索へと向かう年代であり、自己への洞察が深まり、個人的体験の重要性が増してくる。同時に、心身のエネルギーも増大し、活動性や衝動性が高まる時期である。この時期に、友人や異性により親密な関係を求めることは通常の思春期心性であり、そのような親密な関係における失敗もしばしば経験されるものである。しかし、裏切られることや妄信的に対象へ耽溺した結果の関係の破滅などに際して、十分に耐えうる自我機能は備わっていない場合もあるし、先の症例4のように、健全な自己愛の発達の時期を経過していない場合の自己愛の傷つきは重大な心理的打撃をきたす可能性がある。すると、抑うつ感は容易に絶望へと転じ、思春期特有のひきこもりの心性と衝動性があいまって、前項で述べたような「手に届く」行為としての自殺行動へと及ぶことが考えられるのである。

さらに，この時期の自己愛の傷つきと自殺行動の関連を示唆するテーマとして，身体疾患や奇形の問題を検討する必要がある。例えば，排便障害を伴う直腸肛門奇形の思春期に自殺企図がみられる傾向があるという駿河らの報告[12]は興味深い。直腸肛門奇形は先天性の疾患で，新生児期に手術が行われ，今日，生命予後はきわめて良好であるとのことだが，この報告では成人期の排便機能が良好なものは57%であり，43%では成人期にも排便機能が改善されない状態であるという。排便機能という，社会生活上もきわめて重要な基本的身体機能が確立しない状態で，思春期までの自己愛は内的にも傷つくであろうし，実際にいじめに遭うことも少なくないとの報告である。これは，おそらく氷山の一角であり，身体的ハンディキャップを負うことや，外表的にはわからなくとも機能障害を伴う疾患を有している場合には，その病気そのものの苦痛もさることながら，思春期までの自己愛はとても傷ついていることを念頭に置く必要があるだろう。ただし，この時期の自己破壊的行動は，精神発達の過程における，いわば未熟な自己観に基づく行動としての側面も含むので，死の意味を理解した上で，死ぬ意図を持った自己被壊行動が遂行される点では「自殺」にほかならないのであるが，さらなる精神的発達の後には，その意図が変化する可能性があるとも考えることができる。実際に，症例4のように，長期の経過の後に希死念慮自体が軽減していくケースも少なくないと思われる。したがって，思春期年代の希死念慮や自殺企図に関しては，十分なケアと安全を保つ対応を欠かしてはならず，少なくとも成人期を迎えるまでは何らかのフォローを行うべきであると考えている。

おわりに

子どもの自殺行動に対応する際には，その子どもにとっての「死」の意味を理解することが必要である。その上で，子ども自身が自覚的であるか否かにかかわらず，環境因としての養育状況，親子関係，学校の状況，仲間や異性関係を多角的に検討し，その子どもの精神発達の段階に照らして，環境から受ける影響の程度を把握するべきであろう。さらに，自己愛の健康な発達および，精神疾患への罹患の有無について考慮すべきと思われる。子どもの自殺行動は一つの要因で生じるわけではなく，これらいくつかの問題が互いに作用しあうこ

とによりその危険性が増し，その状態において身近に実行の手段やタイミング
が得られた場合に行動に至る可能性が高まるものと思われる。

文　献

1) 長谷川友香，小石洋和，林田美穂ほか：殺虫剤による自殺企図の1女児例．小児科，47; 1143-1146，2006.
2) 厚生労働省：自殺死亡統計の概況／人口動態統計特殊報告．最近公表の統計資料（平成18年以前公表分）．http://www.mhlw.go.jp/toukei/saikin/hw/jinkou/tokusyu/suicide04/index.html
3) 三上克央，猪俣誠司，早川典義ほか：思春期における自殺企図の臨床的検討　入院を必要とした症例を中心に．精神医学，48; 1199-1206, 2006.
4) 那須野明香，寺山元和，河野明久ほか：大阪府下の学童児変死症例（101例）の検討．小児科臨床，51; 1697-1702, 1998.
5) 大原健士郎，三原龍介：思春期の暴力と自殺．馬場一雄，小林登編：小児科MOOK No.34，金原出版，東京，268-276, 1984.
6) Pfeffer, S. R.：死に急ぐ子ども達．高橋祥友訳，中央洋書出版部，東京，1990.
7) Shaffer, D., Pfeffer, C.R., & the Work Group: Practice parameter for the assessment and treatment of children and adolescents with suicidal behavior. J. Am. Acad. Child Adolesc. Psychiatry, 40（Supp1）; 24S-51S, 2001.
8) Shaffer, D., & Gutstein, J.: 自殺と自殺企図．マイケル・ラター，エリック・テイラー編，長尾圭造，宮本信也監訳：児童青年精神医学，明石書店，東京，617-645, 2007.
9) 社会福祉法人恩賜財団母子愛育会愛育研究所編：Ⅳ保健・医療　2. 死亡．日本子ども資料年鑑2019，KTC中央出版，東京，110-118, 2019.
10) 社会福祉法人恩賜財団母子愛育会日本子ども家庭総合研究所編：少年の自殺の原因・動機．日本子ども資料年鑑2005，KTC中央出版，東京，360, 2005.
11) Shneidman, E. S.: シュナイドマンの自殺学．自己破壊行動に対する臨床的アプローチ．高橋祥友訳，金剛出版，東京，2005.
12) 駿河敬次郎，大谷俊樹，薄井佳子：直腸肛門奇形．小児看護，28; 1109-1113, 2005.
13) 高橋祥友訳：自殺の危険．臨床的評価と危機介入，金剛出版，東京，29-47, 1992.
14) 高村まゆみ，永田涼子，岩田富士彦ほか：自殺企図による急性アルコール中毒症の1男児例．小児科臨床，47; 2069-2072, 1994.

[初出一覧]
「トラウマティック・ストレス」誌より改変して収載。

第1章　廣常秀人・補永栄子・斉藤陽子・小川朝生・大澤智子・小笠原將之・加藤　寛・井上洋一・武田雅俊：子どもの外傷後ストレス障害（PTSD）―その歴史と概念の変遷．第3巻第2号（2005）

第2章　亀岡智美：子どものトラウマとアセスメント．第10巻第2号（2013）

第3章　荒木（斉藤）陽子・酒井佐枝子・後藤豊実・廣常秀人・加藤　寛・中井久夫：子どもの心的外傷反応の評価・診断―主に単回性外傷体験の評価について．第3巻第2号（2005）

第4章　舟橋敬一：子どものトラウマ反応―身体症状を中心として．第8巻第1号（2010）

第5章　山下　洋：発達精神病理学からみたトラウマとアタッチメント．第14巻第1号（2016）

第6章　森田展彰：被害体験を持つ虐待的な親への介入・援助：アタッチメントの観点を中心に．第6巻第1号（2008）

第7章　西澤　哲：幼児期後期から学童期の子どもの愛着とトラウマに焦点を当てた心理療法．第6巻第1号（2008）

第8章　紀平省悟：トラウマと脱愛着：発達神経学的観点からみた乳幼児の解離．第5巻第1号（2007）

第9章　浅野恭子・野坂祐子：子どもの性問題行動の理解と支援：アタッチメントとトラウマの観点から．第14巻第1号（2016）

第10章　宇佐美政英：トラウマと素行障害．第7巻第1号（2009）

第11章　森　茂起：児童養護施設における子どもたちの自伝的記憶―トラウマと愛着の観点から．第9巻第1号（2011）

第12章　笠原麻里：精神発達の視点から見た子どもの自殺行動．第5巻第2号（2007）

［責任編集者紹介］

笠原　麻里（かさはら・まり）

駒木野病院副院長。東京女子医科大学医学部卒業。慶應義塾大学病院精神・神経科，国立精神・神経医療研究センター国府台病院児童精神科，国立成育医療研究センターこころの診療部などを経て，2011年より駒木野病院児童精神科診療部長，2018年より現職。

日本トラウマティック・ストレス学会理事，「トラウマティック・ストレス」編集委員

著書：『赤ちゃん〜学童期 発達障害の子どもの心がわかる本』（監修，主婦の友社，2016），『子どもの人格発達の障害（子どもの心の診療シリーズ）』（共編，中山書店，2011），他

［執筆者一覧］（掲載順）

廣常　秀人（大阪医療センター　精神科）

亀岡　智美（兵庫県こころのケアセンター）

荒木　陽子（大阪精神医療センター）

舟橋　敬一（埼玉県立小児医療センター）

山下　　洋（九州大学病院　子どものこころの診療部）

森田　展彰（筑波大学　医学医療系）

西澤　　哲（山梨県立大学　人間福祉学部）

紀平　省悟（和歌山つくし医療・福祉センター）

浅野　恭子（大阪府立障がい者自立センター）

野坂　祐子（大阪大学大学院　人間科学研究科）

森　　茂起（甲南大学　文学部）

宇佐美政英（国立国際医療研究センター国府台病院　児童精神科）

笠原　麻里（同上）

子どものトラウマ
アセスメント・診断・治療

2019 年 6 月 1 日　印刷
2019 年 6 月 10 日　　発行

責任編集　笠原麻里
　　　　　日本トラウマティック・ストレス学会編集委員会
発行者　　立石正信

印刷・製本　平文社
装丁　臼井新太郎
装画　川﨑真奈

株式会社　金剛出版
〒 112-0005　東京都文京区水道 1-5-16
　　　　　　　電話 03（3815）6661（代）
　　　　　　　FAX03（3818）6848

ISBN978-4-7724-1695-5　C3011　　　　　　　　　　　Printed in Japan ©2019

子どもの虐待とネグレクト
診断・治療とそのエビデンス

［編］＝C・ジェニー　　［監訳］＝一般社団法人 日本子ども虐待医学会 ほか

●B5判　●上製　●1128頁　●定価 **42,000**円＋税
● ISBN978-4-7724-1598-9 C3011

子どもの虐待・ネグレクトについて，疫学・面接法・診断・治療など
8つのセクションに分けて包括的にエビデンスを示す。
定評ある子ども虐待医学の包括的教科書！

アタッチメント・スタイル面接の
理論と実践

家族の見立て・ケア・介入

［著］＝A・ビフィルコ ほか　　［監訳］＝吉田敬子　林もも子　池田真理

●B5判　●並製　●350頁　●定価 **4,200**円＋税
● ISBN978-4-7724-1563-7 C3011

家族の障害の予防や介入のために，
アタッチメント・スタイル面接を用いた研究や
臨床実践の応用例を詳述する。

SBS：乳幼児揺さぶられ症候群
法廷と医療現場で今何が起こっているのか？

［著］＝R・リース　　［訳］＝溝口史剛

●A5判　●並製　●400頁　●定価 **3,800**円＋税
● ISBN978-4-7724-1676-4 C3011

虐待医学を牽引してきたロバート・リース医師の手による，
この SBS をめぐるリアルな法廷劇は，
読者を真実の探求の旅へと誘う。

トラウマへのセルフ・コンパッション

[著]=D・リー　S・ジェームス　[訳]=石村郁夫　野村俊明

●A5判　●並製　●280頁　●定価 **3,600**円+税
● ISBN978-4-7724-1670-2 C3011

トラウマを克服し，望ましい人生と相応しい人生を
手に入れるための実践的な方法を，
多くの事例とエクササイズを通して紹介する。

子どものトラウマと悲嘆の治療
トラウマ・フォーカスト認知行動療法マニュアル

[著]=J・A・コーエン ほか　　[監訳]=白川美也子　菱川 愛　冨永良喜

●A5判　●並製　●296頁　●定価 **3,400**円+税
● ISBN978-4-7724-1387-9 C3011

子どものトラウマと悲嘆に対する
科学的な効果が実証された支援と治療法である
トラウマ・フォーカスト認知行動療法（TF-CBT）のマニュアル。

ナラティヴ・エクスポージャー・セラピー
人生史を語るトラウマ治療

[著]=M・シャウアー ほか　　[監訳]=森 茂起

●A5判　●上製　●176頁　●定価 **2,800**円+税
● ISBN978-4-7724-1125-7 C3011

外傷性ストレス障害の短期療法として考案された
ナラティヴ・エクスポージャー・セラピー（NET）を，
PTSD の基本知識とともに解説する。

PTSD・物質乱用治療マニュアル
「シーキングセーフティ」

[著]=L・M・ナジャヴィッツ　[監訳]=松本俊彦　森田展彰

●B5判　●並製　●500頁　●定価 **6,000**円+税
● ISBN978-4-7724-1600-9 C3011

PTSD と物質乱用に対する効果的な心理療法が,
「シーキングセーフティ」という原則にもとづく
25 回のセッションを通して示される。

青少年のための自尊心ワークブック
自信を高めて自分の目標を達成する

[著]=L・M・シャープ　[訳]=高橋祥友

●B5判　●並製　●240頁　●定価 **2,800**円+税
● ISBN978-4-7724-1579-8 C3011

心の危機にある青少年が自尊心を育み,
自己洞察を深めるための明解な 40 の対処法（スキル）を示した
懇切丁寧なセルフガイドブック。

犯罪被害を受けた子どものための
支援ガイド

子どもと関わるすべての大人のために

[著]=P・ウォリス　[監訳]=野坂祐子　大岡由佳

●A5判　●並製　●270頁　●定価 **3,600**円+税
● ISBN978-4-7724-1469-2 C3011

いじめ，暴行，傷害，強制わいせつ，ハラスメント
といった犯罪被害にあった子どもに対して
まわりの大人たちが適切な対応をとるための実践的なガイドブック。

PTSD 治療ガイドライン 第2版

[編]=E・B・フォア ほか　[監訳]=飛鳥井 望

●B5判　●並製　●552頁　●定価 **7,400**円＋税
● ISBN978-4-7724-1312-1 C3011

初版で好評を博した PTSD 治療ガイドライン待望の新版！
国際トラウマティック・ストレス学会の特別作業班が中心となって作成し，
PTSD と診断された患者に対して最良の治療法を提示する。

PTSD ハンドブック
科学と実践

[編]=M・J・フリードマン ほか　[監訳]=金 吉晴

●B5判　●上製　●560頁　●定価 **12,000**円＋税
● ISBN978-4-7724-1367-1 C3011

PTSD の科学的，臨床的，文化的テーマを
最新の研究成果と実践に基づいて網羅的に解説した。
PTSD の臨床・研究に携わる人にとって最良の信頼できる参考書。

素行障害
診断と治療のガイドライン

[編]=齊藤万比古

●A5判　●上製　●308頁　●定価 **4,500**円＋税
● ISBN978-4-7724-1276-6 C3047

素行障害は，多くの精神疾患と異なり，
社会的な規範に対する問題行動によってのみ規定される。
その困難な対応への確かな指針を示す。

子ども用トラウマ症状チェックリスト（TSCC）
専門家のためのマニュアル

［著］=J・ブリア　［訳］=西澤 哲

●A4判　●並製　●64頁　●定価 **3,000**円+税
● ISBN978-4-7724-1063-2 C3011

トラウマ性体験の子どもへの影響をより正確に評価できる最新の心理検査。
別売：TSCC-A 用紙セット［男の子用］［女の子用］　定価各 5,000 円+税
TSCC（全項目版）用紙セット［男の子用］［女の子用］　定価各 5,000 円+税

恐怖に凍てつく叫び
トラウマが子どもに与える影響

［著］=L・テア　［訳］=西澤 哲

●A5判　●上製　●440頁　●定価 **5,800**円+税
● ISBN978-4-7724-0930-8 C3011

「チョウチラ・スクールバス誘拐事件」の調査研究を縦糸に，
トラウマ性の体験をした人々の夥しい「物語」を横糸にして編み込まれた，
複雑で精緻なタペストリー。

子ども虐待と治療的養育
児童養護施設におけるライフストーリーワークの展開

［著］=楢原真也

●A5判　●上製　●240頁　●定価 **3,600**円+税
● ISBN978-4-7724-1428-9 C3011

自らのナラティヴを紡ぎ人生の歩みを跡づける
「ライフストーリーワーク」にもとづく
治療的養育の理論と実践の臨床試論。